# 医者が教える
# 食事術2
The Ultimate Guide to Developing Healthy Eating Habits
# 実践バイブル

20万人を診てわかった
医学的に正しい食べ方70

医学博士
牧田善二
Makita Zenji



ダイヤモンド社

本書の食べ方や治療法は、2019年7月現在で最も信頼できると著者が判断した資料を根拠に紹介しています。また、あくまで一般の人を対象にしており、すべての人に等しく当てはまることを約束するものではありません。医師またはお近くの医療機関にご相談の上、ご自身の責任で行うようにしてください。

# はじめに

## その食べ方は本当に正しいのか？
### ちまたに溢れる怪しいエビデンス

現代はかつてない情報社会であり、「健康のために何を食べたらいいのか」という非常に重要なテーマについても、いろいろな人が自由に発信できるようになりました。そこには当然、フェイクニュースまがいの怪しいものが山ほど含まれています。

なかには、知識がないのに専門家のように振る舞ったり、間違いを説いてまわる困った人もいて、自分や家族の健康を真剣に考えている真面目な人々を惑わせています。

しかし、次々と現れる怪しい情報を検証し正していくことなど、もはや誰にもできません。そうした波に呑まれ翻弄されることなく、真に価値ある情報をつかめるか否かが、一人ひとりの自己責任に委ねられる時代が到来したのです。

あなたも勘違いしているかもしれない、怪しい情報の典型例を見てみましょう。

「肉を食べると心筋梗塞や脳梗塞のリスクが上がる」
「糖質制限によって寿命が縮まる」
「糖質制限は日本人には体質的に合わない」
「低脂肪の食事を心がけることで長生きできる」

これらは、すべて最新の研究で否定されていますが、今も信じている人がたくさんいます。というのも、そこでは**「エビデンスがある」**などと、いかにも正しそうな言い回しが用いられることが多いからです。

たしかに、こうした情報のなかには、医学論文を引用していたり、データ数値を具体的に示しているものもあり、食の知性を備えた人でさえ判断を誤るのも無理のない話です。

しかし、ここに大きな落とし穴があります。その論文の内容自体がすでにほかの研究で否定されていたり、データの信用性が乏しかったりというマイナス要素が隠されているとしたらどうでしょう。それを「エビデンス」という魅力的な言葉で、上手に覆い隠している現実があるのです。

そもそも、エビデンスの基となる論文もピンキリで、**世界的に信用度が高いのはごく一部にすぎません**。

いまだに、先進諸国ではとっくに過去のものとされている「肥満の原因はカロリーの高い食事にある」などという間違った理論に囚われている人は、その情報源を本気で精査したほうがいいでしょう。

詳しくは本文で述べますが、あなたが怪しい情報によって間違った方向へ導かれてしまうとしたら、その理由は大きく3つあります。

**①専門家たちの不勉強と自己都合**
**②資本主義社会の企業論理**
**③消費者自身の固定観念と思い込み**

この3つの要素が相まって、多くの人が「よかれ」と思って体に悪いものを口にしているのです。

## 「正しい」という根拠の不確かさ

### 専門家たちの指摘に間違いは多い

医者、栄養士、スポーツトレーナーなど、人々の健康に寄与すべき人間が、テレビや雑誌、ネットで食事に関する間違った情報を平気で口にしています。

ただ、悪気はないのだと思います。彼らは「自分は正しいことを伝えている」と考えているわけですが、**その「正しい」の根拠が脆弱なのです**。

たとえば、医学論文を引用して何か述べていても、その論文を最初から最後まできちんと読み通している人がどれだけいるでしょうか。それは、よほどの専門的知識と英語力がなくてはできません。

そのため、解釈の間違いも多く、本当の論文内容とはかけ離れた理論を展開する結果となることもあります。自分にとって都合のいいところに飛びついて、そこだけを膨らませて紹介してしまうのです。そして、本当に大事なことは見逃しています。

実は、ここ数年、食事と健康に関して多くの驚くべきことがわかってきて、信頼度の高い医学論文でもさまざまな研究結果が発表されています。これまで常識とされてきたことが次々と覆っており、本書では、そうした新事実についても詳しく述べていきます。

私は現在、東京・銀座で糖尿病専門のクリニックを開業しています。糖尿病専門の内科医ですから、心臓外科医のようなかっこよさは持ち合わせていません。その分、勉強は誰にも負けないほどやっているという自負があります。

世界中で発表される最先端の医学論文を隅から隅まで読むのが私の趣味。そして、それによって得られた知識を、患者さんの治療に生かしていくのが私の責務と考えています。

私自身、トップ・ジャーナルと呼ばれる『*NEW ENGLAND JOURNAL OF MEDICINE*』『*SCIENCE*』『*LANCET*』各誌に、第一著者として論文を掲載してきました[*1]。

私は、アメリカ留学中にＡＧＥ（終末糖化産物）という老化促進物質の研究に没頭し、「絶対に不可能だ」と言われていた血中ＡＧＥの測定に成功しました。そうした研究成果を世界のトップ・ジャーナルに発表したのです。

私は、これまで臨床医としてだけでなく、大学などでの医学研究者として長い日々を過ごしてきました。そうした経験から、続々と発表される論文のピンキリ度合いや価値について、的確な判断が下せているつもりです。その上で、厳選した信頼に足る情報を、本書を通してあなたに届けていきます。

## 食品メーカーが隠したい不都合な真実

### 健康とは本来関係がない「企業の論理」

食事と健康に関する怪しい情報は、以前からいろいろ流されてきました。誰が言い出したのかわからない「都市伝説」のようなものも多々ありました。

「○○にはがん予防効果がある」

「××を食べるだけでやせる」

こうした情報によって○○や××が大売れし、スーパーの棚から消えるということも起きました。それに関わっている人は大儲けできたことでしょう。

実際には、がんの予防もやせることもできなくても、「できない」という証明は難しいため、そうした怪しい情報は正されることなく放置されます。一方で、「ノセられてしまったかも」と気づいた消費者も、とくに健康を害することがなければ、文句を言うでもなくうやむやになっていきます。

しかし、「とくに健康を害することがない」というのは、あくまで短期的な評価です。長期にわたって一つの食材やサプリメントなどを偏って摂取すれば、何が起きるかわかりません。

それどころか、短期であろうとなるべく口にしないほうがいいものも、世の中にはたくさん出回っています。ただ、企業の不都合な真実は巧みに隠されているのです。

たとえば、保存料はあたかも「消費者のみなさんが腐ったものを口にして健康を害さないように」使用されているかに見えますが、**最大の理由は食品メーカーの在庫管理に便利だからです**。一度つくったものはメーカーが長く販売したいから、健康は二の次で保存料を入れているわけです。

また、消費者が「もっと食べたい」とリピート購入する商品を開発するために、メーカーはいろいろな「工夫」を加えます。なかでも効果的なのが、**糖質を多量に用いて中毒患者を生み出すこと**。多くのビジネスパーソンが、まんまとその罠《わな》にはまっています。

とはいえ、食品メーカーとて、消費者が病気になることを望んでいるのではありません。単純に「利益を上げる」という企業の論理を貫いているだけです。

# 米食を否定すると日本人は感情的になる

## 簡単には変わらない私たちの思い込み

私たちが生きる資本主義社会は、自由で素晴らしい面をたくさん持っています。一方で、真偽を確認しづらい情報が飛び交っており、それらをどう解釈するかについても自己責任で臨まねばなりません。あなたの健康を守る食事について、本気で考えてくれるのはあなた本人しかいないのです。

こうした状況にあって、**消費者自身が間違った思い込みから抜け出せずにいる**ことも大きなネックになっています。

私たち人間の思考にはバイアスがかかっており、どうしても「自分の信じていることが正しい」という思いに引きずられます。誰だって、「それまで信じていたことが間違いだった」と知るのはつらいものです。

肥満や糖尿病をはじめとする生活習慣病の原因について、「悪いのは脂肪ではなく炭水化物だ」と説明すると、非常に感情的な反応を示す人がいるのも、それが理由でしょう。

「日本人には米食が合っている」とか、「肉や脂はなるべく食べないほうがいい」とか、こう信じてきた人たちにとって、「それはまったく逆だった」と言われても、なかなか受け入れがたいのだと思います。

しかし、本当に健康にいい食事を摂ろうと考えるなら、そういう思考からは自由になるべきです。間違っていたやり方はとっとと捨て、真に信頼おける情報を選び、健康にいいものを食べるよう、一日も早く舵を切るのが知的な姿でしょう。

## 健康のために「食のリテラシー」が必要になった

### 医学的にあり得ない「効用」を正しく見抜く

健康で長生きするためには、ちまたの情報への正しい判断力を持ち、感情的にならず冷静に対応する**「食のリテラシー（適切に理解・判断する能力）」**が必要です。そして、そのリテラシーを身につけるときに、拠り所としてもらいたいのが**「生化学」**です。

生化学は、体内のさまざまな物質についての合成や分解、代謝のメカニズムについて、「亀の甲」と呼ばれる化学構造式により解明する難解で退屈な学問です。私は大好きですが、もちろん、あなたにそれをマスターしてほしいと言うつもりはありません。

ただ、「感覚」で判断するのではなく、**生化学で立証できるところに軸足を置いてほしいのです**。

たとえば、こういうことです。

今、人気を博しているサプリメントにコラーゲンがあります。あれを口から摂取することで、「肌がプルプルに若返る」というのは感覚です。

一方で、あれを口から摂取してみたところで、「肌に効くはずがない」というのが生化学が立証するところです。

なぜなら、コラーゲンは、消化・吸収の過程でただのアミノ酸に姿を変えてしまい、そのまま肌に届くなどあり得ないからです。また、肌に塗っても中に吸収されず、もし分子量を小さくして吸収されても、肌のコラーゲンとして使われるということはありません。

コラーゲン（タンパク質）はすべて体内で合成されるのです。

**「私たちを太らせるのは脂肪ではなく炭水化物だ」**というのも、生化学を知っていれば簡単に理解できることです。ただ、多くの人が感覚で「脂肪を摂ると太る」と思い込んでいるのです。

本書では、生化学に基づいた分析も随所に入れていきます。その上で、最新の信頼おけるデータと私の臨床経験を踏まえ、今、考えられる「最強の食事術」を紹介します。

## 研究×臨床×データで導く医学的に正しい食事
### 人類のDNAにそった自然な食べ方とは？

私は糖尿病専門医として、のべ20万人以上の患者さんの治療にあたる傍ら、研究者としても活動を続けてきました。「研究者＋臨床医」という異なる立場を同時に生きてきた私の強みは、生化学の知識と、最新の情報を読み解く力に加え、**患者さんからの膨大な実証データ**を得られることです。

結局のところ、医療は個別具体のもので、一人ひとりの患者さんに真摯に向き合うことが非常に大事です。平均値を割り出す統計データを当てはめても、人の命は救えません。

このように、それぞれ違う状態にある患者さんたちに長く接してきたなかで学べたことはとても多く、それによって私の研究は精度の高いものになっていきました。「頭の中の理屈」と「目の前の実際」を常に擦り合わせながら「正解」を模索してきたと言っていいでしょう。

そんな私が考える「医学的に正しい食事」とは、一口に言えば**「人類のＤＮＡに沿った自然な食べ方」**です。

あなたや私の体に組み込まれた消化・吸収のメカニズムは、人類が誕生したときから引き継がれ、当時と何ら変わっていません。

私たちの祖先は、２５０万年の間に10万世代以上が狩猟・採集で暮らし、その後、農耕を覚えました。農耕が始まってからは約６００世代、産業革命以降はわずか10世代が生きたにすぎません。

当然のことながら、**10万世代以上が摂ってきたのと同様の食事が、私たちの体には合っているはずです**。

ところが、現代人は農耕後の「短期間」に身につけた食生活を基本にしています。それどころか、「直近」の10世代が工業力でつくりだした不自然な食べ物を大量に摂取しています。これが、あらゆる病気の根本的な原因であると私は思っています。

もっとも、直近に誕生したファストフードやスナック菓子、コンビニ食が健康を害するということについては、反論の声はあまり聞かれません。

でも、農耕後の食生活についてはなぜか、「人類にマッチした健康的なものだ」と頭から決めつけてしまう人が多いのです。

しかし、６００世代と10世代にたいした違いはありません。どちらも「最近」です。大事なのは、10万世代にもわたって引き継がれた食事がどういう内容であったのかを見直していくことです。具体的には、**縄文人の食事に近づけるべきだ**と私は考えています。

もちろん、縄文人とまったく同じになどできるはずはありません。ただし、少なくとも農耕によって得られる炭水化物や、産業革命後に出回った不自然な食べ物を減らしていくことは必要でしょう。

こうした私の持論は、いわば研究によって仮説が導き出されましたが、それを見事に証明してくれたのは臨床現場における患者さんたちです。炭水化物と不自然な食べ物を減らしていくことが健康に直結するのは、患者さんたちのデータを追跡すれば明らかです。

まさに、「頭の中の理屈」と「目の前の実際」が完全に一致した正解を、あなたに伝えていきたいと思っています。

## 食事から検査・治療までを1冊に完全網羅

### 最先端の研究を踏まえた健康書の決定版

本書では、「人類のDNAに沿った自然な食べ方」を身につけてもらうべく、以下の流れで解説を進めていきます。食材別の食べ方から血糖値の管理法、さらには病気の早期発見や適切な治療に関する知識までを1冊に完全網羅した、健康書の決定版となっています。

**序章**　「食の正しさ」の正体

なぜ間違った食の情報が広まっているのか、真実がねじ曲げられてきた原因がどこにあるのか、私たちが向き合うべき「正しさ」とは何なのかを明らかにします。

**第1章**　ちまたの「食の都市伝説」

ちまたに溢れる怪情報、食の都市伝説について、具体的事例を挙げながらその誤りを見ていきます。あなたの**勘違いや思い込み**を、是正する足がかりとしてください。

## 第2章 「三大栄養素」の摂り方

三大栄養素の上手な摂り方について、**生化学の視点**から説明します。炭水化物・脂質・タンパク質をどのくらい食べるかについて、あなたの考え方を抜本的に修正する必要が出てくるかもしれません。

## 第3章 「食材別」食べ方

**食材別に、最も効果的な食べ方**を具体的に述べていきます。できることから実践してみてください。

## 第4章 「血糖値」管理法

健康維持のための最大の指標である**「血糖値」**を、乱高下させない方法、食事で上手に管理する方法を説明します。

**第5章 「最新医療」との付き合い方**

どれほど気をつけても「絶対に病気にならない食事法はない」ことを前提に、**命に関わる病気の早期発見と治療**について最新・最善の方法を紹介します。進化を続ける医療に関する新しい知見を得てください。

本書は、多くの読者からご支持をいただいた『医者が教える食事術　最強の教科書』の続編とも言えるものです。前著を出版後、「具体的に何をどう食べればいいのか」という質問が読者から多く寄せられました。そこで、食材ごとの具体的な食べ方や、今すぐできる方法をたくさん盛り込んだ形で本書を刊行する運びとなりました。

本書はできるだけ頭から読み進めて、食の理解を深めてほしいですが、より実践的な内容を知りたい方は第3章から読み始めていただいても構いません。

最新の知識を求めているビジネスパーソンに読んでいただくにふさわしい内容にするため、前著の刊行後に明らかになった研究データや臨床内容を踏まえ、食事について新しい視点で斬り込んでいます。感覚頼みで間違った情報を選択することなく、「医学的に正しい食事」のリテラシーをぜひ、身につけてください。

目次◎
医者が教える食事術2　実践バイブル

## 第1章 都市伝説を正しく見抜く！食の嘘16

### 医学的に正しい「食の授業」

## 第2章 人体の仕組みが教える「三大栄養素」の上手な摂り方

### 体にとって最も自然な食べ方とは？

## 第3章 人間のDNAにそった食材別の食べ方【実践編】

### 何をどう食べれば健康になれるのか?

## 第4章

# 肥満・老化・病気にならない究極の体の整え方

## 血糖値コントロールから始める健やかな体づくり

## 第5章 最新医療と上手に付き合い100歳まで生きる方法

### 知っているだけで長生きできる健康の最前線

# 序章 偽エビデンスに騙されない！「食の正しさ」の正体

## 生化学×臨床データ×医学エビデンスで食の常識をアップデートする

異なる専門家の主張、両極端のエビデンス……。
私たちは一体何を信じればいいのか？
ちまたに溢れる怪しい情報に振り回されない
医学的に正しい「食の教養」とは？

# あなたの食の知識は本当に正しいのか？

## 「食べてはいけないもの」から考えよう

現代社会に暮らす私たちが「健康のために何を食べたらいいか」を考えるときには、まず**「何を食べたらいけないか」**という視点が必要になります。それほど私たちの周囲には「本来、口にすべきではないもの」が溢れています。

私はここで「毒キノコに気をつけろ」とか「腐ったものを口にするな」という次元の話をしているのではありません。スーパーやコンビニの棚に当たり前のように並んでいる食品群に、あなたの健康を蝕むものが多いことに気づいてほしいのです。

「はじめに」でも軽くふれましたが、私たちが日常的に食べている食品は、メーカーの思惑によってつくられています。

「食産業」という言葉があるように、私たちが口にする食材や加工品を生産・販売している人たちは、金銭を得るためにやっています。もっとも、そのこと自体は責められるものではありません。あらゆるビジネスは、「より儲かるように」回っているだけのことです。
もちろん、無農薬野菜など、消費者の健康を考えてつくられている食べ物もありますが、食事が産業になってしまった以上、往々にして最優先されるのは企業の利益だということは忘れないでください。

巨大食品メーカーがつくりたいのは、消費者が「もっと食べたい」と感じ、何度でも買ってくれる製品です。そして彼らは、それを**「繰り返し買わずにいられなくなる」**ための科学的加工を施しています。

食肉汚染の調査報道でピュリッツァー賞を受けたニューヨーク・タイムズ記者のマイケル・モス氏は、全米ベストセラーになった著書『フードトラップ』[*2]で、大手食品メーカーが加工食品に仕掛けている罠について暴いています。

「食品メーカーは、味覚や嗅覚を専門とする科学者たちを社内の中核に擁し、彼らの知識を用いて、糖分を数限りない方法で利用している。糖は、食べ物や飲み物の味にあらがいがたい魅力を持たせるだけではない。糖を加えるとドーナツはより大きく膨らみ、パンは日持ちが良くなる[*3]」

このように、食品メーカーは何度でも買ってくれる中毒患者を増やすために、科学の力に頼っています。なかでも、**最も簡単で効果が高いのが糖質をたくさん使うことです**。

しかしながら、アメリカのある大手食品メーカー幹部は、糖質中毒の害を知りつつ、こう嘯《うそぶ》いています。

「私たちは、成分について何も隠してはいない。ちゃんと表示しているのを見た上で、買っているのは消費者だ[*4]」

中毒患者をつくっておきながら、「私たちは強制的に飲み食いさせているわけではない。消費者が喜んで買っているだけだ」と言い張っているわけです。そして、これはアメリカに限ったことではなく、どこの国でも見られる現象です。

## 肥満の原因は脂質か糖質か？

### 世界を変えたアメリカ発の壮大な嘘

1955年、第34代アメリカ大統領ドワイト・アイゼンハワー氏が、在任中に心筋梗塞の発作を起こし倒れました。幸い一命はとりとめたものの、人気が高かった現役大統領の一大事に全米は騒然となりました。

アイゼンハワー氏は、若い頃からコカ・コーラ愛飲者として知られており、第二次世界大戦に従軍したときには、瓶詰めのコカ・コーラを300万本送るようにジョージ・マーシャル陸軍総参謀長に要請したという逸話があるほどです。

こうした長年にわたる糖質の過剰摂取が血管の老化を進め心筋梗塞を誘発したと思われますが、当時は間違った情報が流されました。「大統領の病気は脂肪を摂り過ぎたことが原因だ」と結論づけられ、国民はそれを信じ込まされたのです。

当時からアメリカでは心筋梗塞で命を落とす人が多く、「その原因は糖質にあるのか、それとも脂質にあるのか」という議論がなされ、専門家の間でも見解が分かれていました。

なかでも、ジャン・マイヤーという「脂質が悪い派」の栄養学者は、さまざまな材料とアイゼンハワー氏の件を結びつけ、自分に有利な議論を展開することに成功しました。当時のマイヤーの研究手法についての指摘は、『ヒトはなぜ太るのか？』[*5]などの書籍でもなされています。

「我らが英雄であるアイゼンハワー大統領ですら、脂質の過剰摂取によって倒れた。私たちも気をつけなければいけない」

国民の多くはこう胸に刻んだことでしょう。そして、糖質に対する警戒心は消えてしまったことでしょう。このときから、アメリカは肥満大国、心筋梗塞大国として後戻りができない歩みを始めてしまったと言えるのです。

今でこそアメリカでは、**「糖質こそが問題だった」**という認識が広まっています。

しかし、糖質の摂取は簡単には減らせません。なぜなら、すでに多くの人が中毒になっているからです。

詳しくは後述しますが、糖質は血糖値を左右します。そして、**血糖値は私たちの「気分（快・不快）」に直接的に関わります**。血糖値が上昇すれば一時的に快感を得ますが、大きく下降すれば気分が悪くなります。そして、「気持ち良くなるためにもっと糖質が欲しい」という渇望状態に陥ります。

おそらく、アイゼンハワー氏も、気づかぬうちにこうした状態を繰り返していたと思われます。だから「コカ・コーラを送ってくれ」と要望したのでしょう。

そして、今のアメリカ国民の多くがそれにならっているのです。いえ、アメリカ文化に憧れ積極的に取り入れてきた日本はもちろんのこと、政治的・宗教的には相容れないものがありながらも、食事についてはアメリカ化が進んでいる中国やアラブ諸国などでも、みんなならっているのです。

# それでも私たちが糖質をやめられない理由

## 人類が逃れられない中毒プログラム

私たちの体調や気分は、常に一定ではありません。

「なんだか、だるさが抜けない」

「さっきまで調子が良かったのに、いきなり疲れが出た」

「寝不足でもないのに、眠くてたまらない」

こうした不調を感じるとき、そこには血糖値が大きく関わっています。

先ほども述べたように、私たちは血糖値が上昇すると快適に感じ、下降すると不快感に襲われます。というと、あたかも血糖値が高い状態がいいようですが、そうではありません。血糖値の上昇による快感はあくまで瞬間的なものだからです。

糖質を摂取して血糖値が急上昇すると、セロトニンやドーパミンといった脳内物質が分泌され、ハイな気分になります。ハイになるポイントを「至福点」と呼びます。

しかし、この幸福感は長くは続きません。**私たちの体は上がりすぎた血糖値を下げるようにできているため、今度は急激に下降し低血糖状態に陥るからです。**

血糖値が70を下回れば、眠気、だるさ、疲労感、頭痛など不快な症状に見舞われます。

すると、脳は「また血糖値を上げていい気分になりたい」と考え、実際に血糖値を急上昇させるものを口に入れる行動を自らに起こさせます。

どうでしょう。まさに、食品メーカーの思うつぼではありませんか。彼らが狙っているところの、「強制的に飲み食いさせているわけではなく、消費者が勝手に欲しいものを買っている」状況が、見事につくられているのです。

しかも、糖質中毒になると脳の満腹中枢から分泌されるレプチンというホルモンが効きにくくなります（これをレプチン抵抗性と言います）。

つまり、満腹感が消失し絶えず食べ続けるようになります。

また、このレプチンは「痩せるホルモン」とも言われており、これが効かなくなると「絶えず食べて太るように」という信号が出されます。

そうなると、怠惰になって、運動して痩せることさえも妨げてしまいます。糖質を食べ続け、しかも運動不足になるという肥満への悪循環が生まれてしまうのです。

それにしてもなぜ、人々はこんなにも簡単に糖質中毒に陥ってしまうのでしょうか。

それを知るには、人体のメカニズムに立ち返らねばなりません。

私たちは、生き延びるためにエネルギーを必要とします。おとなしく寝ているだけでもエネルギーは消費されます。

直接的にエネルギーを産出するのは糖質ですが、農耕を知らなかった私たちの遠い祖先は、米や小麦粉など糖質を多く含むものを手に入れることができませんでした。そのため、**「チャンスがあれば糖質を摂取せよ」**と脳にプログラミングされているのです。

このように、**基本的に人間は糖質が好きで、中毒に陥りやすくできています**。そこを見事に突いているのが食品メーカーです。

単純に「このお菓子、くせになるなあ」「食べるの、やめられないなあ」で済む問題ではありません。後ほど詳しく述べますが、**糖質中毒に陥れば、肥満や糖尿病をはじめ、がん、心筋梗塞、脳卒中、アルツハイマー病などあらゆる生活習慣病の罹患率を高める**ことになるからです。

私たち現代人を取り囲む環境が、こういうものであるということを、まず認識しておいてください。

# 生化学を知らずに食の正しさは語れない

## 医学や栄養学以上に「代謝」の働きが大切

分厚い赤身のステーキを食べたら、筋肉隆々になれそうな気がします。

白い脂身たっぷりのとんかつは、お腹に脂肪がつきそうな気がします。

清涼飲料水は液体だから、尿として出てしまえば肥満につながらない気がします。

どれもこれも錯覚です。

私たちが食べたものは、そのままの状態で存在するわけではありません。消化・吸収の過程で分解され、ほかの物質と結びついたり作用し合うことで、口に入るときの栄養素とは別のものが生み出されていきます。

ごく簡単にたとえて言うなら、XとYという栄養素を口にしたとき、Xはxxxと分解され、Yはyyyと分解されるだけでなく、xとyが結びついてZという新しいものが体の中でつくられるということです。

こうした働きを**「代謝」**と言います。どのような食事をするべきかを考えるときに、代謝は絶対に外すことのできない要素です。

そして、代謝について説明できる学問は**「生化学」**しかありません。私は生化学が大好きですが、たいていの医者は不得意としているはずです。

というのも、「亀の甲」のような化学構造や体内で起きている化学反応を地道に学ぶ生化学は、実際の患者さんを診る臨床医にとって「関係ない」世界なのです。大学での講義も退屈ですから、医学部1年目にさらっと習ってすっかり忘れてしまう人がほとんどです。

それどころか、欧米の医学部（メディカルスクール）では、ほとんど講義すらしません。そんな時間があったら、病院の現場で臨床経験を積むことを優先しているのです。

たしかに、医者にとって臨床経験は非常に大切です。私自身、専門医として多くの患者さんを治療することで成長してきました。

一方で、生化学をきちんと理解していない人が、食事について何か言えるはずはないのです。**医学的に正しい食べ方について正しくアドバイスできるのは、生化学を理解している人間だけ**です。

ところが、実際にはほとんど生化学の知識がないままに、インチキな解説をしている医者や栄養士がごまんといて、あなたを混乱させています。

生化学がわからない人は、肥満解消には脂質を減らすことが必要だと訴えます。

彼らは、アイゼンハワー氏の心筋梗塞が脂質の摂り過ぎによるものだと結論づけた人たちと、同レベルのところに留まっています。当のアメリカではとっくに訂正された「カロリー神話」に、いまだにすがりついているのです。

しかし、２００８年に『*NEW ENGLAND JOURNAL OF MEDICINE*』に掲載された研究論文（１２１ページ参照）によって、肥満とカロリーの関係は完全に否定されています。

２０１７年に『*LANCET*』に掲載されたＰＵＲＥ研究（60ページ、１３５ページ参照）も同様です。もはや医学的に最終結論が出ているのです。

本書で何度もふれることになりますが、**現代人の肥満の原因は脂質ではなく糖質の摂り過ぎです**。口から食べた脂肪がそのまま体につくわけではなく、糖質を摂取して血中に増え過ぎたブドウ糖が、インスリンの働きによって中性脂肪として蓄えられます。

こうしたことは、生化学を身につけた専門家なら簡単にわかることです。

それがわからないのであれば、その人は食事について語るべきではありません。

「骨粗しょう症を予防するにはカルシウムを摂りましょう」とすすめる栄養士もたくさんいます。しかし、カルシウムだけ摂っても効果はありません。口から摂った食品に含まれるカルシウムが、そのまま骨に吸収されるわけではないからです。

カルシウムは、活性型ビタミンDがあることで、はじめて骨に吸収されます。生化学を知っている医療関係者なら、ちゃんとそこまでアドバイスするはずです。

前述したように、コラーゲンのサプリメントを飲んでも肌の若返りには効きません。タンパク質であるコラーゲンは、消化・吸収の過程でアミノ酸に姿を変えてしまいます。コラーゲンを口から摂取しても、そのまま体の中で働くということはあり得ないのです。

これは、飲み薬のインスリンが存在しないことを見ればよくわかります。

「注射ではなく飲み薬のインスリンが欲しい」という糖尿病の患者さんは多いのですが、そんなものはつくれません。

インスリンもタンパク質の一種です。口から飲んだことによって、そのインスリンは消化・吸収のレールに乗って、ただのアミノ酸に変わってしまい、もはやインスリンではなくなるからです。

## 生のデータは患者さんが日々教えてくれる

### 生化学×臨床データで「食の正しさ」をアップデート

出身校である北海道大学医学部在籍中はもちろんのこと、アメリカ・ニューヨークにあるロックフェラー大学の医生化学教室に留学しているときも、内科の教授を務めた後に自分のクリニックを開設した今も、私はみんなが嫌がる地味な生化学を積極的に学んできました。私の研究テーマだった老化の原因物質ＡＧＥ（終末糖化産物）は、生化学の中の糖質代謝に関係する学問だったからです。そのため、ずいぶん変わり者扱いもされました。

しかし、生化学に精通したことは大きな財産となっています。私の専門である糖尿病の治療には、**生化学の知識が必須。何をどう食べれば体の中でどういう変化が起きるかを理解した上で、患者さんに食事指導を行う必要がある**のです。

ところが、現実にはそれをやっている医者はまれで、多くがいまだに医学的に間違っている、昔の治療法であるカロリー制限を患者さんに強いています。生化学の知識がないから、カロリーの高い食事が血糖値を上げると信じ込んでいるのでしょう。

その結果、患者さんは空腹を我慢し、好きなお酒も控えてつまらない毎日を送ることになります。しかも、そこまでしたのに血糖値は上手くコントロールできず、腎不全や失明といった重い合併症に苦しめられるのですからひどい話です。

私のクリニックでは、「リブレ（248ページ参照）」という最新の自己測定器を用いて、患者さんに血糖値を測ってもらうようにしています。苦痛なくごく簡単な方法で測定できるので、患者さんは食事のたびに実験気分で楽しんでいるようです。

そして、いろいろ報告してくれます。

「もりそばは血糖値が急上昇しますね」

「チャーシューメンにしたら、血糖値の上がり方が緩やかでしたよ」

「カレーライスはてきめんに血糖値が上がりますね」

「たっぷりオリーブオイルをかけたパスタは意外と大丈夫」

「玄米もだめでした。血糖値の上がり方は白米と変わりませんね」

「フルーツでは、とくにバナナが危険です」

「前の晩、ワインを飲んで食事をしたら空腹時血糖値が20も下がった」

患者さんからのこうした情報を、生化学の知識と照らし合わせて確認し、ほかの患者さんとも共有する、という診療スタイルを私はとっています。

医療というのは、個別かつ具体的に一人ひとりの患者さんと向き合うことではじめて成り立ちます。そこで得た生の情報によって、私は医者として成長させてもらいました。

そして、私の患者さんたちが次々と与えてくれる膨大なデータは、私が生化学で学んだことを実証してくれています。**生化学の知識と臨床現場での実証が、私の理論の揺るぎない根拠**となっているのです。こと、健康を左右する食事の内容について、ジャン・マイヤーのような机上の空論を、私は扱うつもりはありません。

私が、「玄米もそばも糖質であることに変わりはないから摂りすぎてはいけません」と述べると、「そばは健康食なのでは」「昔から食べられているじゃないですか」「茶色い炭水化物は太らないと聞きました」などと疑問をぶつけてくる人が必ずいます。

しかし、私の患者さんは、それを見て笑っています。**なんであれ糖質は減らしたほうがいいということは、血糖値を自分で測っている患者さん自身が一番よくわかっているのです。**

# エビデンス＝絶対的な真実、ではない

## 研究が証明している範囲は実は限定的

テレビで「○○が健康にいい」という話題が取り上げられると、納豆だろうがココアだろうがコンニャクだろうが、その日のうちにスーパーの棚から消えてしまいます。

たしかに、納豆にもココアにもコンニャクにも、優れた点はあります。しかし、そればかりを口にするのが得策でないことは、みなさん充分におわかりでしょう。

人はわかりやすいことを好みます。

「それは体にいいのか悪いのか」

「一番いいのは何なのか」

こうした単純な答えを性急に欲しがっています。それをわかっている人が、「○○がいい」という根拠のないブームをつくり出しているわけです。

ブームをつくり出す人たちは、いかにも「それらしく」する術に長けています。キャッチーなネーミングをするのもうまいので、いつの間にか「○○健康法」として一人歩きしていきます。

こういうブームに踊らされてしまうと、食事が偏ったものになり、「健康にいいつもりが健康を害した」という愚行を犯しかねません。

もっとも、多くのビジネスパーソンは、1つの食品ばかり偏って摂取するような方法に簡単に乗りはしないでしょう。

だから安心なようですが、実は新たな心配材料があるのです。それは「エビデンス」という言葉の使われ方です。みんなすぐにこの言葉を口にしますが、その真偽は曖昧なことが多いのです。

ここで言う**エビデンスとは「医学的に証明された」**という意味です。

たとえば、「トクホ（特定保健用食品）」と呼ばれる食品の商品広告には、「血圧が下がった」「脂肪が分解された」といった内容の文面がデータ付きで載っています。まさに「エビデンスあり」をうたっています。

しかし、**そのデータはあくまで一面的なものです**。

嘘ではないが、すべての真実をさらけだしているわけでもありません。

もちろん、エビデンスは大事です。私自身もエビデンスを非常に重視しています。

みなさんが、健康のために何を食べるべきかを考える上でも、エビデンスは重要な判断材料となります。しかし、**そのエビデンスも100%正しいわけではありません**。

医学的・科学的研究は、1つの目的をもって行われます。そこで、一定の結論は導き出されますが、その結論が示すのは一面的なことです。

どれほど素晴らしい研究結果であっても、それを「何もかも」に当てはめるわけにはいきません。「エビデンス＝絶対的な真実、ではない」ということを知っておいてください。

## ◯◯は体に「いい」「悪い」の論文はどちらもある

### 最も大切なのは「読み解く力」

そもそも、「Aが正しい」という研究に対し、探せば「Aは間違っている」と述べているものも必ず見つかります。研究者の専門分野によって視点や思惑が異なるからです。

食品でいうと、コーヒーや牛乳などについて、**180度結論が違う論文が多く出ています**。ほかの食品でも、真逆の結論に至っている論文はいくらでもあります。

**食品メーカーは、こうした論文の中から、自分に都合のいいものを探し出して「エビデンスあり」とうたうのです。**

こうした事態に右往左往しないためには、その研究内容を**「読み解く力」**が必要です。表面的な結論だけに誘導されず、奥深いところまで読み解くことは、それなりの勉強を重ねていないとできません。

実は、論文を読むときに大事なのは、最後のほうにまとめられている**「ディスカッション（discussion＝考察）」**です。ここには、単純に研究結果だけでなく、そこから研究者がどういうことを考えたかが書かれています。

しかし、英語が難解なだけでなく、専門用語も多いので、たいていの日本の医者は**「アブストラクト（abstract＝要旨）」**だけ読んでわかった気になっているのです。

私は、一流誌の論文について、ディスカッションまですべて読み通しているという自負があります。本書では、「生化学の知識と臨床経験」という揺るぎない土台に立ちながら、私なりの知見で最新データを読み解いていきます。

２０１１年の『*NEW ENGLAND JOURNAL OF MEDICINE*』に、ある論文が載りました。[*6]
過去の３つの研究をまとめて解析し結果を導き出すという、典型的な「メタアナリシス

（自分で実験や臨床の現場で調査等をするのではなく、すでに誰かが研究・発表した複数の論文を集め、それを統計処理などして新たな見地から分析していく手法。詳しくは60ページを参照）」の手法をとった研究論文です。

そこで使われた3つの研究のうち、2つはアメリカの女性看護師のグループが、もう1つは男性で健康に関する職業（トレーナーなど）のグループが対象になっています。すべて糖尿病など慢性疾患がない人たちです。

それぞれ、「この4年の間に、ライフスタイルや食べ物をどう変えたか、そして体重はどう変化したか」を聞いています。

その結果をまとめて発表したのが、55ページのグラフです。

このグラフによると、ポテトチップスを多く食べるようになった人は太る傾向が最も強く見られました。逆に、一番やせる傾向があったのはヨーグルトを増やした人。ナッツを増やした人は、女性の第二グループでとくにやせる傾向にあったようです。

こうしたことは、簡単に想像がつきます。ポテトチップスを増やす人と、ヨーグルトやナッツを増やす人では、**そもそもの健康に対する意識が違っているのです**。

この論文を読むときに、とくに注意したいのは、「Whole grains（全粒穀物）を増やした人はやせた」という部分です。

ここだけを見て「全粒粉の食品はやせるんだ」などと思ってはなりません。全粒粉を増やした人は、おそらくほかの炭水化物を減らし置き換えただけです。「白いパンよりは全粒粉のパンのほうが体にいいだろう」と考えていたのであって、全粒粉パンを上乗せしたわけではないでしょう。

要するに、やはり健康への意識が高い人であり、ほかの食品に関しても注意しているからやせたのだと思われます。「全粒粉の食品はやせる」のではなく、**「健康意識の高い人がやせる」**のです。

私が杞憂しているのは、この論文の「Whole grains」の部分を、**「玄米やそば」**と誤読している資料が日本で見受けられることです。

この研究は、アメリカで行われたものです。「Whole grains」は全粒粉のパンやパスタがほとんどのはずです。少なくとも「そばを増やした」というアメリカ人はいないのではないかと思います。

『*NEW ENGLAND JOURNAL OF MEDICINE*』に載るような信頼のおける論文でも、ちょっとした読み間違いによって、みなさんを混乱させる結果につながってしまうのです。

## 図序-1 「Whole grains」≠「玄米やそば」のはず

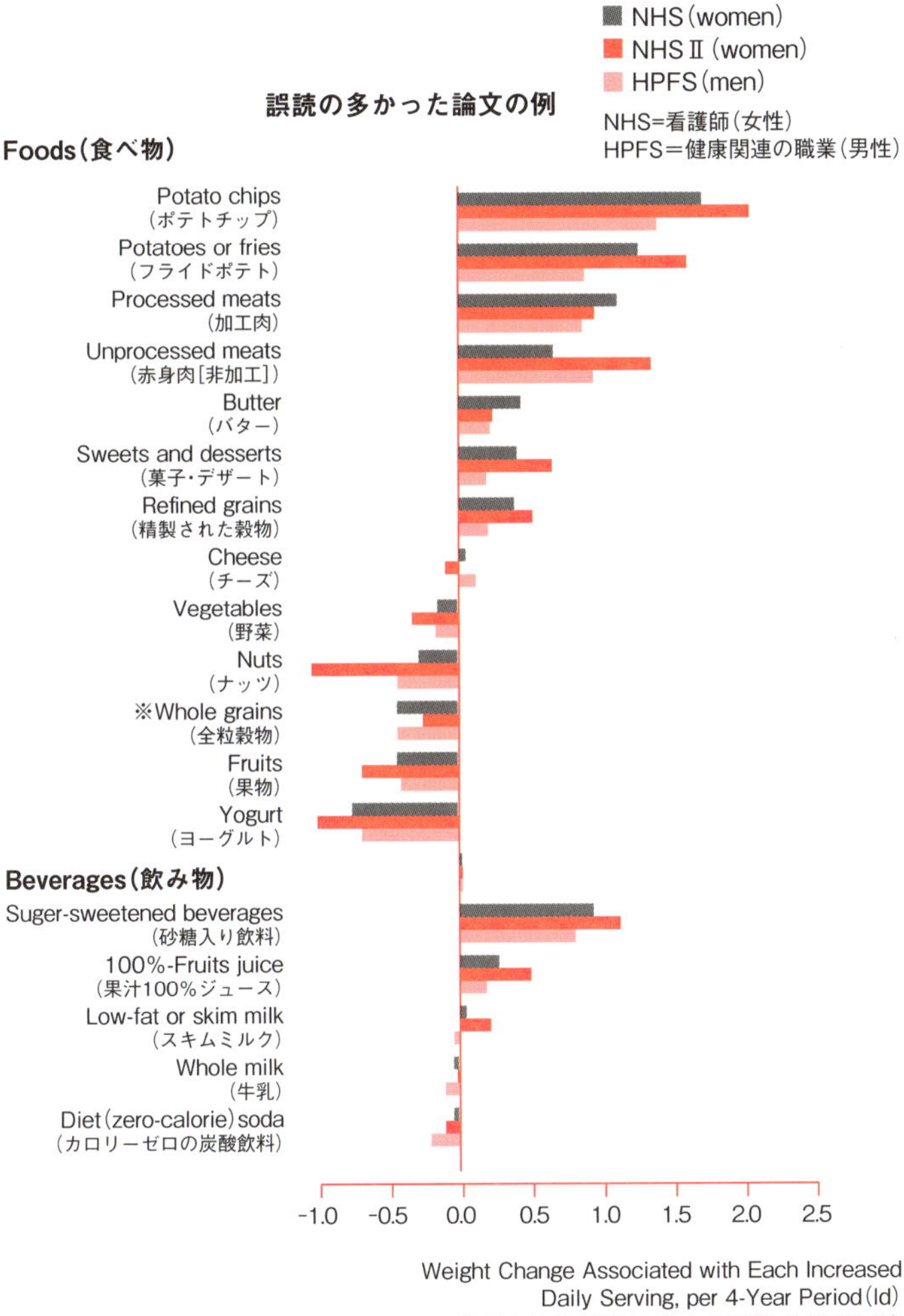
NHS (women)
NHS Ⅱ (women)
HPFS (men)
NHS=看護師(女性)
HPFS=健康関連の職業(男性)
誤読の多かった論文の例
Foods(食べ物)
Potato chips (ポテトチップ)
Potatoes or fries (フライドポテト)
Processed meats (加工肉)
Unprocessed meats (赤身肉[非加工])
Butter (バター)
Sweets and desserts (菓子・デザート)
Refined grains (精製された穀物)
Cheese (チーズ)
Vegetables (野菜)
Nuts (ナッツ)
※Whole grains (全粒穀物)
Fruits (果物)
Yogurt (ヨーグルト)
Beverages(飲み物)
Suger-sweetened beverages (砂糖入り飲料)
100%-Fruits juice (果汁100%ジュース)
Low-fat or skim milk (スキムミルク)
Whole milk (牛乳)
Diet(zero-calorie) soda (カロリーゼロの炭酸飲料)
-1.0 -0.5 0.0 0.5 1.0 1.5 2.0 2.5
Weight Change Associated with Each Increased Daily Serving, per 4-Year Period(Id)
(1日あたりの増量に伴う4年間の体重の変化)

出所)N Engl J Med 2011;364:2392-404

## エビデンスの信頼度はピンキリ

### トップ・ジャーナルは70点、日本糖尿病学会の学術誌は2点以下

エビデンスは、まずその「真偽」が重要なのは言うまでもありません。

もちろん、どういう状況で行われた研究なのか、それが人間に当てはまるものなのかということについても、慎重に検討されなければなりません。

誰かを批判するという意味ではなく、事例として説明しておきたいケースがあります。以前、東北大学大学院のチームが、マウスの実験をもとに「糖質制限を続けると老化を早める」と結論づけました。[*7]

しかし、マウスは人間や猫などと違って、その起源から穀物である種子を主なエサに生きてきた動物です。そのマウスに糖質制限を強いれば、不具合が生じるのは当然です。その結果を、ほとんど穀物を口にできなかった祖先のＤＮＡを受け継いでいる人間に、そのまま当てはめて推論すること自体がおかしいのです。

ところが、テレビ番組などで興味本位に取り上げられたこともあり、多くの人の誤解を招きました。

また、エビデンスはその**「出所」**も非常に重要です。

実は、医学誌などの学術誌には、超一流のものから三流以下までさまざまあります。三流のものには嘘ばかり書いてあることが多く、賢明なあなたが興味を持つに値するのは一流誌に載った研究論文だけです。

それぞれの学術誌の影響力は、そこに掲載された論文がどれほど引用されたかでわかります。それを「インパクト・ファクター」と言って、ある計算方法を用いてランキングづけされています。

59ページに2017年度のトップ25までを載せておきましたので見てください。[*8]

1位のものはちょっと特殊なので省くとして、本書のテーマに合致した内容では『*NEW ENGLAND JOURNAL OF MEDICINE*』『*LANCET*』『*JAMA*』『*NATURE*』『*SCIENCE*』あたりを超一流誌（トップ・ジャーナル）と考えていいでしょう。

志のある研究者なら、誰でも「インパクト・ファクターの高いトップ・ジャーナルに論文を掲載したい」と考えます。そのために昼夜を問わない努力を重ねるわけです。

「食の正しさ」の正体

前述したように、私はアメリカ留学中に、ＡＧＥ（終末糖化産物）という老化促進物質の研究に没頭し、「絶対に不可能だ」と言われていた血中ＡＧＥ値の測定に成功しました。それらの研究成果を、『*NEW ENGLAND JOURNAL OF MEDICINE*』『*SCIENCE*』『*LANCET*』各誌に第一著者として発表できたことは、今も誇りに思っています。

ちなみに、「インパクト・ファクター」で２位の『*NEW ENGLAND JOURNAL OF MEDICINE*』の点数は70点を優に超えているのに対し、日本糖尿病学会の英文学術誌は２点以下です（２０１５年）。どちらが信頼に値するかは一目瞭然。トップ・ジャーナルに出された「糖質制限が一番やせる」という研究成果が最も信用できます。

## 「メタアナリシス」も絶対的ではない

### 統計処理した合成データより「ＰＵＲＥ」が優れている理由

最近の医学誌を見ていると、52ページでも取り上げた「メタアナリシス（メタ解析）」

## 図序-2 医学界で影響力のある論文ランキング（インパクト・ファクター）

**論文も「どの医学誌に載ったか」で信用度が変わってくる**

| | | |
|---|---|---|
| 1位 | CA:A CANCER JOURNAL FOR CLINICIANS 28 | 244.585 |
| 2位 | NEW ENGLAND JOURNAL OF MEDICINE 332 | 79.258 |
| 3位 | The LANCET | 53.254 |
| 4位 | CHEMICAL REVIEWS | 52.613 |
| 5位 | Nature Reviews Materials | 51.941 |
| 6位 | NATURE REVIEWS DRUG DISCOVERY | 50.167 |
| 7位 | JAMA-JOURNAL OF THE AMERICAN MEDICAL ASSOCIATION | 47.661 |
| 8位 | Nature Energy | 46.859 |
| 9位 | NATURE REVIEWS CANCER | 42.784 |
| 10位 | NATURE REVIEWS IMMUNOLOGY | 41.982 |
| 11位 | NATURE | 41.577 |
| 12位 | NATURE REVIEWS GENETICS | 41.465 |
| 13位 | SCIENCE | 41.058 |
| 14位 | CHEMICAL SOCIETY REVIEWS | 40.182 |
| 15位 | NATURE MATERIALS | 39.235 |
| 16位 | Nature Nanotechnology | 37.490 |
| 17位 | The LANCET ONCOLOGY | 36.418 |
| 18位 | REVIEWS OF MODERN PHYSICS | 36.367 |
| 19位 | NATURE BIOTECHNOLOGY | 35.724 |
| 20位 | NATURE REVIEWS MOLECULAR CELL BIOLOGY | 35.612 |
| 21位 | NATURE REVIEWS NEUROSCIENCE | 32.635 |
| 22位 | NATURE MEDICINE | 32.621 |
| 23位 | Nature Photonics | 32.521 |
| 24位 | NATURE REVIEWS MICROBIOLOGY 26 | 31.851 |
| 25位 | CELL | 31.398 |

出所）クラリベイト・アナリティクス（本社：米国）が公表する
Journal Data (Filtered By: Selected JCR Year: 2017, Selected Editions)
より上位25誌とインパクト・ファクターを抜粋

という研究手法による論文が多く取り上げられる傾向にあります。

メタアナリシスは、自分で新たに実験や調査のプランを立てるのではなく、すでに誰かが残したいくつかの研究結果を、さらなる高い見地から分析していくものです。

たとえば、A、B、Cと別々に発表されている論文をまとめ、統計処理をするといった具合です。たしかに、この手法には優れたところもあります。Aでは300人、Bでは200人、Cでは400人のデータしか揃わなくても、メタアナリシスでまとめれば900人分を分析対象と考えることができます。

しかし、**それぞれの研究が行われた条件も対象もレベルも違うので、一概にまとめて正しい結果が導き出せるものではありません**。

それよりも私が注目しているのは「PURE（Prospective Urban Rural Epidemiology）」の研究論文です。

これは、カナダの大学や人口健康研究所が共同で行っている「大規模疫学コホート研究」で、従来ではとてもかなわなかった世界的規模の疫学調査が行われています。調査対象は、なんとアジアを含む5大陸全部、18カ国（地域）で13万人以上、欧米のような先進国だけでなく発展途上国も含まれています（この研究について詳しくは138ページ参照）。

こうした研究が可能になったのは、製薬会社などが社会貢献の意味も含め巨額の研究資金を提供するようになったことがあります。これまでの欧米人だけを対象とした研究ではなく、世界規模で「今まではっきりしていなかった食事法などの医学的なテーマに明確な決着をつける研究にしよう」という大きな目標を持った臨床疫学研究が行われ、その画期的な研究成果をトップ・ジャーナルがどんどん掲載しています。

これら、PURE研究では信頼に足る驚くべき結果が続々と報告されていますので、本書でも積極的に取り上げていきたいと思っています。

## なぜ先住民は「完璧な健康体」なのか

### 歯磨きしないのに虫歯ゼロの秘密

そもそも私たちは、どんなものを食べるべきなのでしょう。

一口に言えば、人類が「食べるようにプログラミングされている」もの、人類のDNAに忠実なものです。

私たち現代人のプログラム内容は、縄文時代に生きた祖先と変わりません。ファストフードはもちろん、多量の白米やパンや麺類、菓子、清涼飲料水などを受け付けるようにはできていないのです。

そうしたことを明確に示す、いくつかの貴重な研究があります。

2010年に『食生活と身体の退化』[*9]という非常に興味深い翻訳書が、日本で出版されました。原著『*Nutrition and Physical Degeneration*』は、アメリカの歯科医師W・A・プライス博士によって書かれています。

彼は、自分が診ている患者さんの虫歯や歯列の乱れは、その食生活が原因なのではないかと考えました。そして、それを証明するため、1930年代から世界14カ国に足を運び、その地域ならではの伝統的食生活を送っている人々と、同じ民族でありながら白人の近代的食生活に移行した人々について、口腔内の状態や顎と顔面の形態、および全身の健康状態を調査しました。

スイスの山奥に暮らす人々、イヌイット、アメリカ先住民、アボリジニ、メラネシア人、ポリネシア人、マオリ人、ペルー古代文明人……など、その土地ならではの伝統食は、訪ねた地域によってさまざまでした。

たとえば、スイスのレッチェンタール渓谷では、無殺菌牛乳、チーズなどの乳製品、ライ麦パンを中心に、少量の肉や野菜を食べていました。最近、注目されているグラスフェッドの牛乳と乳製品を大量に食べていたのです。

イヌイットは、魚と魚の卵、アザラシの脂などが主で、マサイ族は植物由来の食品は口にせず、食事は動物の肉と血液とミルクのみというものでした。

それぞれ、その土地によって伝統的な食事の内容に違いはあれど、**彼らの多くが動物性の油脂を自然なままの形で食べている**ことは注目に値します。

もう一つ、共通しているのが、伝統食を食べている人たちは**完璧に近い健康体ときれいに並んだ歯**を持っているということでした。歯を磨かなくとも虫歯はなく、歯並びの乱れや不正咬合《こうごう》はめったに見られませんでした。

一方で、文明の流入や移住によって白人の近代的食生活に移行した人々には共通した問題が見られました。それは、歯並びが悪く、顔の形が悪い子どもが多く生まれるということでした。

彼らは、商業活動によって持ち込まれた砂糖、精白穀物、缶詰、殺菌牛乳、加工した油脂類を多く摂っており、第一世代でも虫歯やさまざまな感染症が見られました。そして、第二世代以降になると、顔を含めたそもそもの骨格がおかしくなり、免疫力も低下するという、より深刻な退化が見られたのです。

## 「ポッテンジャーの猫」が示唆する食による退化

### DNAにそわない食が疾患を引き起こす

「ポッテンジャーの猫」と呼ばれる、古いけれど示唆に富んだ研究があります[*10]。

カリフォルニアの結核研究所に勤務していたフランシス・ポッテンジャー博士は、研究のために猫の副腎切除を行っていました。

そのときに、手術中に死んでしまう猫と生き延びる猫がいることを不思議に思い、その違いはどこにあるのか観察しました。

すると、**生のエサを与えられた猫ほど生命力が強い**らしいということがわかってきました。

そこで博士は、1932年から10年間にわたり、900匹以上の猫を、適正と思われるエサとそうではないエサを与える群に分けて観察を続けました。

具体的には、肉とミルクについて以下のように変えて比較しました。

**【肉に関する研究】**

A適正食　エサの3分の2を生肉、3分の1を生乳とし、タラの肝油をプラス
B欠陥食　エサの3分の2を調理肉、3分の1を生乳とし、タラの肝油をプラス

**【ミルクに関する研究】**

A適正食　エサの3分の2を生乳、3分の1を生肉とし、タラの肝油をプラス
B欠陥食　エサの3分の2を殺菌乳、3分の1を生肉とし、タラの肝油をプラス
C欠陥食　エサの3分の2を練乳、3分の1を生肉とし、タラの肝油をプラス
D欠陥食　エサの3分の2を砂糖入り練乳、3分の1を生肉とし、タラの肝油をプラス
E欠陥食　エサは生乳ビタミンD代謝ミルクのみとし、乾燥飼料と緑の牧草をプラス

この結果、肉もミルクも生で与えられている猫たちは、全身の骨格が良くて口蓋が大きく歯列もきれいだったそうです。毛づやも良く、寄生虫が少なく、繁殖も旺盛で、かつ扱いやすい性質でした。

一方で、調理した肉や殺菌乳を与えられると、繁殖にばらつきが出て猫たちの体に退化が起きることがわかりました。とくに、CとDの欠陥食で退化が速く、Eの群では骨の病

気の「くる病」とオスの子猫の早死にが多く見られました。

退化は代を追うごとに悪化し、骨が脆弱になりカルシウムとリンの成分が減っていきました。ほかにも、視力低下、心臓疾患、甲状腺疾患、肝臓疾患、卵巣・睾丸疾患など、さまざまな疾患が多発しました。

さらに、**精神疾患も見られるようになり、性格も変わりました**。オス猫がおとなしくなっていった一方で、メス猫が凶暴化したそうです。

欠陥食を与えられた3世代目ともなると、**皮膚病やアレルギーも多発し**（正常な猫では5％止まりのところが90％以上に）、6カ月生き延びることさえできませんでした。

また、3世代目のオスは無精子症になっているか、子どもができてもその子猫はまともに生まれないため、無事に4世代目が育つことはありませんでした。

ポッテンジャー博士は、退化した猫を元に戻そうと、生肉と生乳のエサを与えてみたところ、2世代目の猫をなんとか正常に戻すのに4世代かかったそうです。

どうして、こんなことが起きたのでしょう。

猫はもともと野生の生き物です。当然、人の手によって加熱調理されたものなど食べるようにできていません。猫のＤＮＡは生食に適しており、それを変えてはいけないのです。

ところが、今はペットの猫にパンなどを与えて病気にする飼い主が増えています。

もっとも、これはペットに限ったことではないのかもしれません。

「キレる子ども（大人もですが）が増えた」ということは、多くの人が認識していると思います。また、アレルギーに悩む人が激増しているのも事実です。

これらのことと日々の食事内容に、大きな関わりがあると考えていいでしょう。

## 私たちが本来食べるべき物とは？
### 人間のDNAと現代の食事との大きなミスマッチ

アメリカの生物学者ダニエル・E・リーバーマンは、著書『人体600万年史』[*11]の中で「進化的ミスマッチ仮説」という概念について述べています。

進化的ミスマッチとは、私たちが**「良い方向に進歩していくことで望ましくない結果を得る」**ことを指します。

人類は、道具をつくり火を使うようになっただけでなく、あらゆる面で劇的な進化を遂げました。そのおかげで食料の大量生産に成功し、多くの人が飢えから解放されました。

これは素晴らしいことであるはずだけれど、そうした環境の変化は、必ずしも私たちの遺伝子とはマッチしておらず、そのためさまざまな病気が起きているとリーバーマンは指摘しているのです。

私は、糖尿病専門医として長い間、多くの患者さんを診てきました。そして、国内外の最新の研究論文にも欠かさず目を通してきました。そうした経験から、リーバーマンの指摘は間違いないと確信しています。

私は、人類の進化を否定するつもりは毛頭ありません。医療の分野も進化を続けており、かつては救えなかった命が救えるようになりました。私はそれをとても喜ばしく思っています。

ただ、こと食事に関しては「進化バンザイ」と言うわけにはいきません。

私たちの体には、遠い祖先の代からプログラミングされたメカニズムがあり、そこから逃れることはできません。ところが、農耕を覚えるという進化を遂げたおかげで、糖質を摂り過ぎてプログラムに沿わなくなるというミスマッチが起きているのです。

健康で長生きするために必須の食事法として、私は早くから「糖質制限」をすすめてきました。それに対し、あたかもキワモノの「○○健康法」と同じように捉え、反論する声もあります。

でも、考えてもみてください。**人類のDNAが完成されたときの食事は糖質制限そのものだったのです。**糖質制限は突飛なアイデアなどではなく、極めて論理的に人間のあるべき姿を説いているだけです。

類人猿のような人類の祖先の誕生から約600万年、人類誕生から約250万年という長い歴史の中で、糖質を安定して食べられるようになったのは農耕が生まれた約1万年前からです。ましてや、大量摂取するようになったのは、この数十年という極めて最近のことです。

ちなみに、炭水化物には、糖質のほかに消化されない食物繊維がわずかに含まれますが、ご飯やパン、そばなどはほぼすべて糖質であるため、**本書で「糖質」と表現しているとき、それはイコール「炭水化物」を指しているのと同義です。同様に「炭水化物」と表現した場合もイコール「糖質」だと思ってください。**

いずれにしても、農耕技術の発展に加え、食品メーカーという進化の権化のような存在も出現し、多くの人が糖質中毒に陥り、舌を狂わせてしまいました。

あなたも私も、**今その異常な現場に立ち会っているのだ**という認識が必要です。

もちろん、進化を後戻りさせることはできません。私は、そんなつまらないことを望んでいるのではありません。進化を享受し、大いに人生を楽しみましょう。

ただし、進化した世界では、その進化の本質を見抜き、対応していく能力が求められるということは忘れないでください。進化には深刻なミスマッチも伴うのです。

では、その能力をいかに身につけるかについて、次章から一緒に考えていきましょう。

# 第1章

# 食の嘘16

## 都市伝説を正しく見抜く！

## 医学的に正しい「食の授業」

食品メーカーの都合や消費者の思い込みによって
ちまたには根拠のない健康情報が溢れている。
代表的な「勘違い」を通して、
「食のリテラシー」を身に付けよう！

## ちまたの健康情報は嘘だらけ

### あなたも騙《だま》されているかもしれない「食の非常識」

「健康に長生きしたい。そのための食事法を知りたい」と願う人が増えれば増えるほど、怪しい嘘が一人歩きし、人々を間違った方向へと誘導します。

あなたも何かしら騙《だま》されているかもしれません。

どんな知的な人でも、こうした落とし穴にはまってしまう理由はいくつか考えられます。

一つには、そういう人々の欲求につけ込み、**自分の利益のために真実を歪めてしまう人たちがいること**。主に企業や、それを取り巻く人々です。

たとえば、Aという食べ物の中にB、C、Dという3つの栄養素が主に含まれていて、Cには少しだけ血圧を下げる働きがあったとしましょう。

このとき、Cの働きはごくわずかであっても、さらにはBやDに何かネガティブなデータが含まれていたとしても、Cについてのみ強調され、「Aは素晴らしい食品だ。血圧が心配な人は積極的に食べよう」と喧伝されるケースが多々あります。

もちろん、すぐにそうしたものに踊らされてしまう消費者の在り方も問題です。私の目には、多くの人が自分の頭で考えることを放棄し、「少しでも単純な答えを与えて」と望んでいるように見えます。

「○○は体にいいのか悪いのか」

ただ、それだけを問うているために、どこかで誰かが「すごくいい」と言えば、検証もせずに飛びついてしまうのです。

そうした「新しいもの好き」な面がある一方で、一度、間違った思い込みに支配されると、なかなかそこから抜け出すことができません。「肉は太るのでできるだけ食べないようにしている」というのも、その一例です。

本章では、そうした「食の常識」の誤りについて、見ていきます。

ただし、ここで取り上げるのはごく一部です。これをもとに、さまざまな「常識」について自分の頭で検討してみてください。

## 嘘1

勘違いの原因　先入観から抜け出せない

# 「低脂肪は体にいい」

### 太る原因は脂肪、ではない

何度説明しても、なかなか理解してもらえないのが「太る原因は脂肪の摂り過ぎではない」ということです。あなたを太らせるのは、脂肪ではなく、ご飯やパンに代表される糖質です（詳しくは第2章）。

専門家も含め、いまだに「太るのはカロリーが高い食べ物のせいだ」という大嘘を信じ込んでいる人が多く、カロリーが高い脂肪を悪者視しています。ところが、その理論は大間違いなので、いくら脂肪を避けても全然やせません。それどころか、脂質不足によって健康を害している人もいます。低脂肪はちっとも体に良くないのです。

いいかげんに、こうした間違った先入観から自由にならないといけません。

実は、食事と健康の関係について、あなたの先入観を覆してくれるだろう大規模な研究がどんどん進んでいます。本書でも詳しく取り上げていきますが、トップ・ジャーナルで驚くべき最新のデータが次々と報告されているのです。

当然のことながら、研究によって細かな結果は違っているものの、総じて言えるのが「**肉を食べたほうが長生きする**」ということです。

日本人を対象とした調査でも、肉を食べている人に心筋梗塞や脳卒中が少ないことなどがわかっています。

以前は、「脂質の多い肉を食べると脳卒中の危険も高まる」と考えられていたのですが、それはもはや埃をかぶったものとなりました。

ただし、すべての人にすべての肉がいいというわけではありません。詳しくは後述しますが、「**牛肉を食べると大腸がんが増える**」といった報告もあり、とくに女性にその傾向が強いことがわかっています。

そうした最新のデータを知り、自分を知り、賢く振る舞うことが、ビジネスパーソンをはじめとする現代人にとって必須なのです。

いつまでも同じところに立っていないで、どんどん変化していきましょう。

勘違いの原因　さりげなく変更されている基準を知らない

嘘2

# 「1日に30品目を食べる」

## 厚労省の基準もすでに撤回されている

「栄養について細かく知らなくても、食材を種類多く摂取することで自然にバランスがとれた食事内容になる」

こうした考えをもとに、「1日30品目食べる」ことが、厚生省（現厚生労働省）が1985年に作成した「健康づくりのための食生活指針」で提唱され、しばらく推奨されてきました。

しかし、**これは2000年の段階で削除されています**。いつのまにか「1日30品目」という表現は消えて、今では「主食・主菜・副菜を基本に食事のバランスを」という曖昧な記述に変わっています。

なぜか。実は1日30品目頑張って食べると、**かなりの確率で食べ過ぎることになり、結**

局は肥満や生活習慣病を増やすことがわかったからです。

忙しい現代人が1日に30品目食べるというのは、なかなか大変な作業です。それでも「健康のため」と無理して頑張ってストレスをため、あげくは肥満になっているとしたら本当にバカげた話です。

ところが、まだ多くの国民がその「変更」を知らずに、今も古い常識に従って1日30品目を目指しています。

ある男性は、「なるべくたくさんの種類の野菜が使われているジュースを、毎朝、飲んでいます。それだけで10品目近くカバーできるので」と胸を張っていました。

しかし、そのジュースには多くの糖質が含まれており、はっきり言って「飲まないほうがいい」のです。

そもそも、私たちは、そんなにたくさんのものを食べる必要はありません。

本書を通して繰り返し訴えているのが、「私たちの消化・吸収のシステムは、遠い祖先が誕生したときに完璧に完成している」ということです。

縄文時代の人々の食生活にぴったりのシステムを有している私たちが、1日に30品目も食べたら、かえって体に負担がかかります。

勘違いの原因　発酵食品信者になっている

## 嘘3

# 「甘酒や漬物は体にいい」

## 科学的根拠はまだ不十分で、大量摂取は逆効果

「発酵食品は健康にいい」という認識が広まっています。「発酵」とは、酵母や細菌などの微生物が有機物を分解する過程を指します。

世界中にさまざまな発酵食品があり、古くから人々の健康に寄与しているのはたしかです。しかし、**発酵食品ならなんでもいいというわけではありません**。やたらと摂取すれば、**糖質過剰、塩分過剰に陥ります**。

たとえば、「飲む点滴」などと言われ、近年ブームの甘酒。

甘酒は米に麹と水分を足し発酵させてつくられます。もっと簡易に、炊いたお米やおかゆを原料にしてつくる人もいることでしょう。いずれにしても、米が主原料です。

米と麹のほかは水だけで砂糖は入れないのに、なぜ甘くなるのでしょうか。それは麹の

酵素が米のデンプンを分解してブドウ糖にするからです。

つまり、**甘酒は糖質の塊です**。食品成分表[*12]を見ると、甘酒100グラム中に含まれる炭水化物は18・3グラムです。甘い飲料の代表格であるコーラ（100グラム中炭水化物11・3グラム）[*13]と比較しても恐ろしい数字です。

甘酒には糖の代謝に必要なビタミンB群が含まれており、すぐにエネルギーとなってくれます。だから、本当に「すぐにエネルギーが必要な人」にはいいのです。そういう人にとっては、まさに「飲む点滴」となり得ます。

しかし、現代の日本でそんな人はほとんどいません。それよりも、血糖値を急上昇させてしまう「血糖値スパイク」を引き起こす危険性のほうが高いのです。

一方、キムチ、ぬか漬けといった漬物類、味噌、なれ寿司……など「保存性を高くすること」を目的につくられた発酵食品は、塩分が非常に多く使われています。「体にいい」という理由で多量に摂取すれば、明らかに健康に逆効果です。

ヨーグルトも発酵食品の代表格ですが万能ではありません。砂糖入りの商品をせっせと食べていれば、糖質の過剰摂取に陥ってしまいます。

「健康そう」というイメージにばかり流されないでください。

勘違いの原因　表示を読み解く力がない

# 嘘4「薄口醤油なら塩分が控えめ」

## 表示を見れば薄口のほうが塩分多めとわかる

一般的に「醤油」と言えば、深い焦げ茶色の「濃口醤油」を指しますが、淡い色合いの「薄口醤油」も売られています。薄口醤油は黄色みを含んだ淡い褐色で、穏やかな風味が特徴。国内生産量は1割程度に留まるものの、「料理の見た目が茶色にならない」こともあって、一定のニーズがあります。

この「濃口・薄口」という表現だけを見ると、あたかも薄口のほうが塩分が少ないように感じます。ところが、それは逆なのです。

塩分濃度は薄口が18~19%、濃口が16%。大さじ1杯分に含まれる塩分量で比較すると、薄口は約2・9グラム、濃口は2・6グラムとなります。**「薄口なら健康的だ」と考えたら大間違いというわけです**。

また、「しょっぱくないから塩分は少ないよね」という舌の感覚も、まったくあてになりません。パン、ドレッシング類、練り物などには、その製造過程で結構な量の塩分が使われている食品は多いのです。でも、その表示を読み解く力がなければ気づきません。

実は、塩分の摂り過ぎはよくないと多くの人が意識しているからこそ、食品の塩分含有量はあまり積極的に知らされません。

今、多くの食品で「ナトリウム表記」がなされています。「ナトリウム1グラム」と表記されていると、あたかも「塩が1グラム入っているのか」と感じますが、ナトリウム1グラムは食塩2・54グラムに相当します。**ナトリウム表記に騙されていると、とんでもない量の塩分を摂ってしまいます**。

もっとも、日本の消費者が食品の表示に疎いのはしかたのないことです。これまで、かなりいい加減な状態が長く続いてきたからです。

こうした状況を改善すべく、2015年4月に「新しい食品表示法」が施行され、よりわかりやすい表示が義務づけられました。ただし、加工食品及び添加物については5年間の猶予が与えられているために、まだ徹底されていません。ようやく2020年4月には、新表示へ完全移行されます。

これを機に、表示に強くなって自分の健康を守りましょう。

勘違いの原因　そもそも表示を見ていない

## 嘘5

# 「飲みやすい酢を健康のために飲む」

### 口当たりのよさは砂糖や添加物のおかげ

酢は、穀物や果実をアルコール発酵させたもので、純米酢、玄米酢、黒酢、バルサミコ酢、ワインビネガー、リンゴ酢が一般的です。

「酢酸《さくさん》」という成分が独特のすっぱい味をつくっており、クエン酸やアミノ酸も豊富なことから疲労回復効果が期待できます。

また、肉や魚などをあらかじめ酢に漬けておいてから調理すると、老化促進物質のＡＧＥが低く抑えられることもわかっています。

このように、酢が優れた食品であることは間違いありません。そのため、今は調味料として用いるだけでなく「飲む」人も多くいます。

そのこと自体は悪くないのですが、問題は「どんな酢を飲んでいるか」です。

水で薄めたとしても酢はすっぱいですから、むせてしまったりして飲みやすいとは言えません。そこで、「飲みやすい酢」として、**ブドウ糖や蜂蜜などが添加された糖質量の多いものが登場しています**。

そういう商品は、「健康にいい」「飲みやすい」ということは強調されているものの、「糖質を添加している」ということは、小さく書かれているだけです。

健康にいい酢を飲んでいるつもりで、気づかぬうちにいらぬ糖質を摂取していないか確認が必要です。

酢を買うときは、瓶の裏側に貼ってある成分表示をしっかり見てください。甘くて飲みやすい酢は、間違いなく糖質が添加されているはずです。

勘違いの原因　人体の仕組みをわかっていない

# 嘘6 「血液をアルカリ性にする食べ物がいい」

## 「酸性に傾いている」なんて真っ赤な嘘

子どもの頃、理科の授業で「リトマス試験紙」を使って液体のpH（ペーハー）を調べたことを覚えている人も多いでしょう。酸性の水溶液につけると青い試験紙が赤く、アルカリ性の水溶液につけると赤い試験紙が青く変わるあれです。

血液や尿、消化液などにもpHがあります。そして、それら人体中のpHは部位によって変わってきます。

たとえば、胃液はpH1～1・5と強い酸性を示します。その強い酸性によって食べ物が溶かされ消化されるのです。

また、尿のpHについては、ある程度、食べたものの影響を受けます。痛風の人にアルカリ性食品が勧められるのはそのためです（336ページ参照）。

一方、血液はpH7・35〜7・45と常に少しだけアルカリ性に傾いています。この数値は非常に大事で、もしこの範囲内からずれてしまうと細胞が動きを止めてしまい、即、命に関わります。

逆に言うと、そんなことは滅多におきません。ましてや、**食べたものによって血液のpHが影響を受けるということはありません**。血液のpHは、「酸塩基恒常性」と呼ばれる人体の緻密なメカニズムによって厳重に守られているのです。

ちまたで言われる「アルカリ性健康法」「アルカリ性ダイエット」では、「現代の食生活では血液が酸性に傾きがちだから、アルカリ性食品を積極的に摂りましょう」などとうたわれています。

しかし、そもそも現代人の血液が酸性に傾いているなんて嘘八百。そんなことになったら、現代人はどんどん命を落としてしまいます。

野菜などアルカリ性の食品を摂ることは悪くありませんが、人体の仕組みをわかっていないと、こうした大嘘にも騙されてしまいます。

勘違いの原因　誤った基準や掛け声に騙されている

# 嘘7 「バランスのいい食事が大事」

## バランスよく食べると肥満へ直結する

食事について、よく言われるのが「三大栄養素をバランスよく摂りましょう」というものです。

三大栄養素は、糖質（炭水化物）、脂質、タンパク質の3つを指します。

ほかに、ビタミンやミネラルも必須の栄養素で、これらを合わせ五大栄養素と呼ぶこともあります。しかしながら、糖質、脂質、タンパク質はエネルギーを産出することや、筋肉や骨、全身の細胞をつくるという働きを持つため特別に重要視されているのです。

第2章で詳しく述べますが、1日に必要なエネルギーを三大栄養素からどのような割合で摂取したらいいかについて、厚生労働省は指針を示しています。その指針に沿った食事を、栄養士たちは「バランスがいい」と評価しているわけです。

しかし、その指標に従うと、**たいていのビジネスパーソンは糖質過剰に陥ります**。本当は、もっと糖質を減らし、脂質の割合を増やしたほうがはるかに健康的な食事になります。

それに、**どの人に対しても画一的な基準で考えること自体が間違っています**。太っている人とやせている人では、三大栄養素の割合は変えてしかるべきです。太っている人が厚生労働省の指針で食べていたら、ますます太っていきます。

また、「頭脳労働には甘い物が必要だ」といまだに思い込んでいる人がいるようですが、まったくの誤解です。仕事中に糖質を補給しなければならない職業などほとんどありません。強いて言うならば山岳救助隊のような人たちだけです。

座ってパソコンに向かっているビジネスパーソンが同じことをしたら、血糖値の乱高下を起こすなど百害あって一利なしです。

自分にとっての「バランスよく」とはどういうものか。それを把握することが求められているのです。

勘違いの原因　単純に考えすぎている

# 嘘8

# 「チョコレートやナッツはニキビの原因」

## 脂を食べると顔が脂っぽくなるというのは都市伝説

「脂《あぶら》っこい食事を摂れば体に脂肪がつく」というのは、あまりにも単純な考えです。体に脂肪がつくのは糖質が原因です。

ご飯もパンもパスタも、最終的にはすべてブドウ糖に分解されます。そのとき、血中のブドウ糖が増えすぎて血糖値が上がると、インスリンが分泌されブドウ糖をグリコーゲンに変えて肝臓や筋肉の細胞に貯蔵します。それでも余ったブドウ糖は、今度は中性脂肪に形を変えて脂肪細胞に蓄えられます。これが肥満の正体です。

また、チョコレートやナッツは脂質が多いので、ニキビの原因となると考えている人もいます。食べ物の脂質がそのまま顔の表面に出てきてしまうと思っているのかもしれません。

たしかに、ニキビの原因は、皮膚に中性脂肪が多いためにアクネ菌が増殖することにあります。しかし、**その中性脂肪をつくり出すのはご飯やパンなどの糖質です**。脂っぽいものを食べたからニキビができるのではありません。

もし、チョコレートを食べてニキビができたのなら、その犯人は脂質ではなく糖質です。**糖質の多いチョコレートを選んだことが失敗なのです。**

チョコレートのカカオは、ポリフェノールが豊富で高い抗酸化作用を持っており、悪者ではありません。

だから、チョコレートは糖質が少なくカカオ分の割合が高いものを選ぶのが正解。具体的にはカカオ分75%以上だと糖質はかなり少なくなりおすすめです。

同様の理由で、ナッツを食べたらニキビができるというのも誤解。

**ニキビや吹き出物に悩んだら、糖質を減らすのが一番です。**

本書で繰り返し述べていきますが、私たちが口から食べたものは、すべて消化・吸収のレールに乗り、その過程でさまざまに形を変えます。そこを理解しないと、本当に健康にいい食事は摂れません。

勘違いの原因　トンチンカンな効果を期待している

## 嘘9 「○○は××に効く」

### 海藻を食べても髪はふさふさにならない

海藻を食べると毛髪がふさふさになる
ほうれん草は貧血に効く
二日酔いにはシジミがいい
疲れたときにはニンニクが一番
トマトのリコピンで老化を予防できる

挙げたらキリがありませんが、こういうトンチンカンな都市伝説がまかり通っています。海藻もほうれん草もシジミもニンニクもトマトも、それぞれいい栄養素が含まれており、積極的に摂取していい食材です。しかし、前述したような効果を期待するのは間違いです。

冷静に考えてみてください。毛髪の主成分はタンパク質ですが、海藻にタンパク質はほとんど含まれません。

貧血を治したいなら、**ほうれん草より肉を食べるべきです**。肉に含まれる鉄分はヘム鉄であるのに対し、ほうれん草に含まれる鉄分は非ヘム鉄です。ヘム鉄は非ヘム鉄より5～6倍も吸収率が高いのです。

シジミについては、シジミに含まれる「オルニチン」が二日酔いにいいとされていますが、**オルニチンはホンシメジのほうが多く含まれています**。では、二日酔いにシメジを食べますか？

ニンニクのアリシンはビタミンB1の働きを促すから疲労回復にいいわけで、**ビタミンB1を多く含む豚肉などと一緒に食べてこそ効果が期待できます**。

トマトのリコピンには、老化予防や長寿に結びつく効能はないということが最新研究でわかっています[*14]。しかし、トマト自体はいい食材です。

ある食材に絞って「○○は××に効く」と短絡的に考えるのは、もうやめましょう。

勘違いの原因　時代考証が甘い

# 嘘10「和食は健康食」

## 和食は糖質と塩分を過剰摂取するメニューが多い

私が糖質制限の重要性を唱えると、必ず反論の声が上がります。

「日本人はご飯を食べるようにできているんだ」

彼らの主張の根拠は、たいてい「昔から日本人はそうやって生きてきたのだ」「昔の人はよく考えていたのだ」というものです。

では、その「昔の人」とはいつの人たちのことなのでしょう。もし、江戸や明治の時代を生きた人を指しているなら、時代考証がおかしいと言わざるを得ません。

私たちの祖先は、江戸時代に生まれたのではありません。もっとはるか前の縄文時代には、日本人としての私たちの遺伝子は完璧に出来上がっていたはずです。

**その頃の日本人は、狩猟・採集生活を送っており、白米など食べていませんでした。**

そういう時代が非常に長く続いた後で、日本人は農耕を知り、穀類を安定して手に入れ貯蔵する方法を知りました。さらには、それをより美味しく食べる方法、つまり、塩辛いおかずで白いご飯を食べることを知ったのです。

あるビジネスホテルの「和朝食」は、白いご飯と味噌汁はおかわり自由。それに、漬物、あじの干物、ひじきの煮付けがついていました。

こうしたものを「和食」と定義するなら、それは健康食ではありません。ご飯はおかわりしない段階で、糖質約55グラムが含まれています。ご飯だけで、すでに糖質の1日の許容量の50%に達しています。やせたい人の糖質制限食だと、これだけで1日分です。

健康を考える上で気をつけたいのが糖質の過剰摂取です。たいていの国で現代人は糖質の過剰摂取に陥っていますが、皮肉なことに原因は**「ソウルフード」**です。

日本人にとって、まさに白いご飯はソウルフード。アメリカ人にとってのソウルフードはピザやハンバーガー、コカ・コーラといったところでしょうか。

ソウルフードは、長い人類の歴史を考えると、**ごく最近に出現した食べ物**で、それによって私たちは肥満し、健康を害しています。

健康で長生きするために必要な食習慣の一丁目一番地は、「糖質を減らす」こと。和食を愛するのは結構ですが、お米を食べ過ぎてはいけません。

勘違いの原因　不確定な情報に振り回される

# 嘘11

# 「牛乳は体にいい飲み物」

## がんや糖尿病のリスクが指摘されている

牛乳は健康にいいのか悪いのか、今もいろいろ意見が割れています。

世界中の長寿の村で搾りたての牛乳が多く飲まれている傾向がある一方で、先進国の研究では牛乳が大腸がんや乳がんを増やすという疑いも指摘されています。[*15]

逆に、大腸がんを減らすという報告もあります。[*16]

また、牛乳を子どもにたくさん与える北欧では、1型糖尿病の発症率が高いこともわかっています。[*17]

たしかに、何か注意すべきことがありそうです。

ただし私は、**牛乳そのものが悪者なのだとは思っていません**。

序章で紹介したプライス博士の研究では、スイスのレッチェンタール渓谷の人々は、無殺菌牛乳、チーズなどの乳製品、ライ麦パンを中心にした食事で元気に生活しています。彼らは歯も磨かないのに虫歯はなく歯並びはきれいで、血管性疾患（脳卒中や心筋梗塞）などの文明病も見られません。子どもたちは冬でも裸足で元気いっぱいに過ごしていると報告されています。

となると、牛乳自体が悪いというよりも、**その牛がどうやって育てられているか、あるいは、その牛乳がどうやって製品化されているか**が問題なのでしょう。

食品メーカーが管理しているような牛舎では、狭い場所にたくさんの牛が押し込められています。そういう環境では感染症が起こりやすいので抗生物質が投与されることがあります。国によっては、早く成長させるために肥育ホルモン剤を投与することもあります。

こうやって育てられた牛と、放牧され牧草を食べて育った牛とでは、得られる牛乳の質が大きく違っていて当たり前です。

さらに、牛乳は高温殺菌することで、乳酸菌など大切な栄養素も失われていきます。

そういう状況を鑑みると、「1日に1本は牛乳を飲まねば」「カルシウムのためにも牛乳を摂らねば」といった思い込みは捨てたほうがよさそうです。

カルシウムをはじめ、私たちが必要としている栄養素は、牛乳を飲まなくてもほかの食品から充分に摂取できます。

勘違いの原因　ニセモノに騙されている

# 嘘12

# 「ラクトアイスなら健康的」

## 油でつくられた、アイスクリームとはまったくの別物

昔から甘党の人に愛されているのがアイスクリームです。観光地ではたいていソフトクリームが売られていますし、コンビニのアイスクリーム用の冷凍庫は、冬でも商品がぎっしり詰まっています。それだけ需要があるということでしょう。

コンビニのアイスクリーム用冷凍庫に詰まったいろいろな商品は、よく見るとアイスクリームばかりではありません。アイスクリーム、アイスミルク、ラクトアイス、氷菓の4種類があります。

一番わかりやすいのが氷菓です。カップに入ったかき氷タイプ、アイスキャンディタイプとありますが、**いずれも清涼飲料水が凍ったのと同じで、砂糖の塊です**。

わかりにくいのはアイスクリーム、アイスミルク、ラクトアイスの違いです。この3つ

は成分によって分けられます。

アイスクリームを名乗るには、乳固形分15％以上、乳脂肪分8％以上が必要です。アイスミルクは乳固形分10％以上で乳脂肪分3％以上、ラクトアイスは乳固形分3％以上となっていて、商品の成分表示にもそれが書かれています。

この表示を見て、「健康のために少しでも乳脂肪の少ないラクトアイスにしておこう」と考える人が結構います。しかし、**この判断は大間違いなのです**。

ラクトアイスは（アイスミルクもですが）、アイスクリームと比べて乳成分が少なくなっています。それでもアイスクリームに近い味を出すために何をしているかといったら、**植物油脂を足しています**。

そうした植物油脂にはトランス脂肪酸というとても体に悪い物質が含まれています。そんなものを選ぶくらいなら、少しくらい高価でも、ちゃんとしたアイスクリームを食べたほうがずっと健康的です。

ちなみに、コーヒーに入れるミルクもどきの「フレッシュ」も同様です。あれは、ミルクではありません。**植物油脂と水に乳化剤という添加物を入れたものです**。

それふうのニセモノを口にするのはやめましょう。

食の嘘16

勘違いの原因　キャッチーな言葉に弱い

嘘13

# 「スーパーフードはスーパーだ」

## 栄養価がとくに高い食材は身近にいくらでもある

「スーパーフード」という言葉は、1980年代のアメリカやカナダで使われ始めました。チアシード、アサイー、キヌア、マカ、カカオなどが注目されていますが、とくに「これとこれがスーパーフードだ」と決められているわけではありません。

その位置づけは「栄養バランスに優れ、一般的な食品よりも栄養価が高いもの」といった感じで、非常に曖昧です。

海外では日本の抹茶をスーパーフードと捉えていたりして、いくらでも新しいスーパーフードは生まれそうです。

「栄養バランスに優れ、一般的な食品よりも栄養価が高いもの」であるならば、摂取してマイナスはないでしょう。でも、**それだけで健康が保たれるわけではありません**のでキャッチーな言葉に踊らされないでください。

そもそも、スーパーフードという言葉が流行る以前から、日本でもいろいろな食材がもてはやされてきました。

古くはプルーン、アロエなど、たいていその当時には「めずらしい」食材です。めずらしいからこそ、人々は「効果がありそうだ」と感じるのでしょう。

意地悪なことを言うようですが、いきなり降ってわいためずらしい食材には、たいてい裏があります。それを見つけて「売れそうだ」と仕掛けている人がいるはずなのです。

今、健康はお金になります。

食品に関わる仕事をしている人たちは、「健康に良さそうな雰囲気のある食材」を探しては紹介しています。

それらを摂取することは止めません。しかし、**「スーパーな効果があるに違いない」と思い込むのは終わりにしましょう**。

勘違いの原因　医療や薬品を誤解している

# 嘘14 「漢方薬や天然由来の成分は安全だ」

## 深刻な副作用が発生しているものがある

多くの人は、「病院で出される薬は強くて危険。それよりもサプリメントや漢方薬なら穏やかな効き目で安全だろう」と思っています。しかし、これは大きな間違いです。医師会などの組織から医療関係者に配られる資料[*18]の中には、サプリメントや漢方薬でひどい副作用を被った事例がたくさん載っています。

たとえば、**ウコン**。「肝臓に良さそうだから」と酒席の前後に飲んでいる人もいることでしょう。ところが、ウコンを摂ったことで**肝臓を悪くした事例が報告**[*19]されているのですからシャレになりません。

最も被害報告数が多いのが、**コンドロイチン**や**グルコサミン**です。グルコサミンは生化学的にはアミノ糖、コンドロイチンはムコ多糖です。これらの摂取により、肝臓などの内臓障害を起こしたり血圧や血糖値が上がる事例が多く見られます。

しかも、過去のグルコサミンの効果研究を調査比較するメタアナリシスを行った最新の一流医学雑誌[*20]の報告で、**膝や股関節の痛みや機能に対してはまったく効果がない**とはっきり結論づけられています。

そこでは、短期的使用（3カ月）、長期的使用（24カ月）のいずれも効果は認められませんでした。しかも、この研究では企業が関係した発表を除いたものを解析しています。つまり、企業がスポンサーになった研究はあてにならないと考えているのです。

漢方薬にも同様のことが言えます。

かつて、糖尿病の神経障害に**「八味地黄丸」**という漢方薬が効くと言われました。しかし、神経障害によるシビレ改善効果ははっきりせず、次第に使われなくなっています。実は、私も30年ほど前に処方した経験がありますが今は止めています。

ところが、漢方薬局に行けば、今も「効きますよ」とすすめられるので飲み続けている人もいます。もしかしたら、「病院の薬は副作用が恐いから、漢方のほうがいいですよ」などと言われているのかもしれません。

一方で、ビタミンDなど摂取する価値のあるサプリメントも存在します（330ページ参照）。あなたの健康は、「正しい知識」があるかないかで大半が決まるのです。

勘違いの原因「専門家」が間違いを教える

## 嘘15

# 「ダイエットすると筋肉が落ちる」

### 筋肉はダイエットくらいでは落ちない

糖質制限は、最も健康的で効果の高いダイエット法です。

スポーツクラブのトレーナーなどは、糖質制限の効果を知っています。ただし、そこに間違った知識がくっついていることが多いのです。彼らは、「急激なダイエットで体重が落ちると筋肉が減る」と信じています。そして「筋肉が減れば基礎代謝が落ちてしまう（これは確かです）から」という理由で、プロテインの摂取をすすめます。のちほど詳しく述べますが、プロテインの過剰摂取は腎臓に大きな負担をかけます。

彼らが言うところの「筋肉が減ってしまうから」というのは明らかに誤解です。**体重が減ると筋肉が落ちるということは、生化学上あり得ません。**おそらく、やせたことで体が細くなったのを「筋肉が落ちた」と感じているだけです。

たとえば、肥満女性の足は太いですが、ダイエットで体重が落ちれば細くなります。このときに減ったのは脂肪で、筋肉ではありません。マラソンの選手など、非常にやせていますが筋肉はしっかりついています。

そもそも、**生化学的に、エネルギーを使う順番は決まっています**。

まず、食べた糖質から得たブドウ糖を酸素と反応させてATPというエネルギーを産出します。ブドウ糖がなくなると、次に果糖や乳糖が使われます。

それもなくなると、今度は筋肉や肝臓に蓄えられていたグリコーゲンが使われます。グリコーゲンの体内ストックは、最大で270〜300グラムくらい（1200キロカロリー相当）です。

このグリコーゲンまで尽きると、ようやく脂肪が使われます。脂肪酸がベータ酸化することでケトン体が産出され、ブドウ糖がなくともちゃんと脳も働きます。平均的な身長で70キロくらいのちょっと太めの人なら、数カ月もつくらいの脂肪（13万5000キロカロリー相当）を溜め込んでいます。

そして、これらがすべてなくなって、はじめて筋肉をエネルギーに変えます。そんなことは、山で遭難でもしない限り起きません。この事実を知っていれば、「体重が減ると筋肉が落ちる」などということは口にしなくなるはずです。

食の嘘16

勘違いの原因　質や内容を吟味しない

# 嘘16 「人間ドックを受けているので大丈夫」

## 旧来の人間ドックは発見できないことだらけ

私のクリニックをはじめて受診する患者さんには、会社の健康診断や人間ドックで高血糖を指摘されたという人が多くいます。

彼らはたいてい、その結果表を持ってきてくれるので、私はすべての項目に目を通します。そして、そのたびに心配になるのです。

「こんな検査では、がんは早期には見つからないな」と。

今、**日本人の2人に1人ががんにかかり、そのうち3人に1人ががんが原因で亡くなっています**。がんは私たちの命を脅かす最大の原因です。

昔と比べて日本人の寿命が延びたことや、化学物質による汚染が増えたことなどを考えれば、がんにかかる人が増えていること自体は、ある意味しかたがありません。しかし、亡くなる人を減らすことはできます。そのために必要なのが、**早期発見・早期治療**です。早期発見の大切さは以前から言われていましたが、みんなどこか他人事でした。「自分に限っては大丈夫だろう」という根拠のない思い込みに支えられていたのだと思います。

しかし、2人に1人がかかるとなったら、もっと本気で早期発見に取り組まねばならないと思うでしょう。

ところが、今のあなたが受けているであろう、**胃のバリウム検査や肺のレントゲン、便潜血検査などでは、残念ながらほとんど早期発見はできません**。

実際に、がんで亡くなった人の多くが「毎年ちゃんと検査を受けていたのに、見つかったときは手遅れだった」と言うではありませんか。

がんばかりではありません。心筋梗塞や脳卒中など命に関わる病気の兆候が、健康診断や人間ドックで見落とされることは多々あります。

せっかく食事についてしっかり考えようとしているあなたが、そんなつまらない原因で命を落とすことがないよう、本当はどういう検査を受けたらいいかについて、第5章で詳しく説明します。

第2章

人体の仕組みが教える

# 「三大栄養素」の上手な摂り方

体にとって最も自然な食べ方とは？

人間が「生き延びる」ためにプログラミングされた
炭水化物（糖質）、脂質、タンパク質の
自然な食べ方とは？

## 人間に本来プログラミングされている食べ方

### 250万年間にでき上がった「狩猟採集民族」の食生活

遠い祖先の時代から、食事を摂る目的は「生き延びるため」です。今では「食べたいから食べる」というのが先行していますが、最終的な目的が生き延びることにあるのは変わりません。

あらゆる生物には、生き延びて種を残すという使命があり、その使命を果たすための仕組みが、私たちの細胞の一つひとつにプログラミングされています。

しかしながら、序章で述べたような環境の変化により、現代人はそのプログラムにエラーが起きている状態です。「ポッテンジャーの猫」を思い出してください。

猫は本来、ネズミなどを捕獲して生のまま食べるようにできています。だから、加熱したエサを与えられた猫は、生命体としてひどく退化してしまいました。

ライオンも同様です。肉食動物のライオンは、生の肉を食べていれば生きていけるように完璧にプログラミングされています。もし、ライオンに加熱した肉を与え続けたら、ポッテンジャーの猫と同様、数世代で死に絶えるでしょう。

一方、人間は雑食動物です。私たちの体は雑食動物として生きるようにプログラミングされています。では、雑食とはどういうことでしょう。

「何かしら食べていればいいということだよね」というのは、明らかに間違っています。**人間のDNAプログラミングは、遠い祖先の時代、ホモサピエンスが誕生した時代に行われました。その祖先たちは、狩猟採集民族として生きてきました。**

日本人とて同様で、私たちの起源ともなる祖先は農耕民族ではなく、イノシシなどの動物を狩ったり、魚を釣ったり、木の実や貝をとって食べていたのです。私たちの体は、そういう食生活が一番しっくりくるようにできていると考えるべきでしょう。

しかし、現代人は自分の細胞に組み込まれたプログラムをまったく無視した食生活を送っています。とくに、農耕が行われ米や小麦といった糖質を多く摂るようになって、日本人の食生活は大きく変わっていきました。

たしかに、農耕の発達は人々の生活を豊かにし安定させました。それによって人口も増えました。そうした努力を否定するつもりはありませんが、人類は非常に長い間、狩猟採集で生きてきて、農耕を始めてからの歴史なんてごくわずかなものなのです。

# 「三大栄養素」って何？

## あなたも騙されているかもしれない「食の非常識」

本章では、「三大栄養素」について考えていきますので、ここでもう一度、確認しておきましょう。三大栄養素とは、**糖質（炭水化物）**、**脂質**、**タンパク質**です。

炭水化物には糖質のほかに、消化されない食物繊維がわずかに含まれますが、ご飯やパン、そばなどの炭水化物はほぼすべて糖質であるため、本書で「糖質」と表現するとき、それはイコール「炭水化物」を指しているのと同義です。同様に、「炭水化物」と表現した場合も「糖質」と同義だと思ってください。

では、三大栄養素の働きとはどういうものなのでしょう。詳しくは後述しますが、ここで簡単に把握しておきましょう。

炭水化物（糖質）は**エネルギー源**そのものです。

脂質は**細胞膜の構成成分**となるなど重要な働きをします。

タンパク質は筋肉や骨をつくるために欠かせません。

つまり、どれが欠けても人は生きていくことができません。

しかし、現代の日本で暮らす私たちは、「糖質不足で健康を維持できない」などという事態には陥りません。そんなことは、山で遭難して飲まず食わずといったケースでない限り起きません。むしろ、**糖質過剰摂取に偏り、脂質が不足している人は山ほどいます**。

このことだけ頭にしっかり入れておいてくれたら、これから説明する数字について、細かく理解してもらう必要はありません。ややこしい話になりますから、数字については読み飛ばしてくださって結構です。

「では、なぜ、そんな難しい数字をあえて出すのか」といったら、「きちんと理解しておきたい」というニーズに応えたいからです。

ときどき、「忙しい人は面倒なことは考えていられない。もっと簡単に答えだけ示せばいいのだ」という乱暴な声を聞きます。しかし、私はそうは考えていません。本当に自分の健康を考えている人は、忙しいからこそ、納得できる解説を求めているのだと思っています。

# 厚労省の「バランスのいい食事」の曖昧さ

## 日本人が糖質過剰になるカラクリ

栄養士が言うところの「バランスのいい食事」の基準は、「三大栄養素からどういう配分でエネルギーを得るか」にあります。

糖質（炭水化物）とタンパク質は1グラムで4キロカロリー、脂質は1グラムで9キロカロリーのエネルギーを産出します。

「1日に必要なエネルギーを、これら栄養素からバランス良く摂りましょう」と栄養士は言っているわけですが、どうすればそれが可能なのかほとんどの人はわかりません。

ちょっと、『日本食品成分表2018七訂』（医師薬出版編）を見てみましょう。

たとえば、ブリの切り身100グラム中には、炭水化物0・3グラム、脂質17・6グラム、タンパク質21・4グラムが含まれています。ニンジン100グラムだと、炭水化物9・3グラム、脂質0・2グラム、タンパク質0・7グラムとなっています。

しかしながら、こう言われても、まったくピンとこないでしょう。

しかも、これはあくまで100グラムについての話です。自分が食べた定食のブリの切り身が何グラムだったかなど把握できません。

厚生労働省が発表している「日本人の食事摂取基準（2015年版）」によれば、最適なエネルギー摂取バランスは、炭水化物から50～65％、脂質から20～30％、タンパク質から13～20％となっています。これは20年以上前からの日本糖尿病学会の食事の基準とまったく同じなので厚生労働省はこれを採用していると思われます。

もっとも、この数字を覚える必要はありません。ただ、厚生労働省や糖尿病学会の基準では**炭水化物の割合が多い**ということだけ感じ取ってください。

前述したように、炭水化物とタンパク質は1グラムで4キロカロリー、脂質は1グラムで9キロカロリーのエネルギーを産出するのでしたね。

そこで、単純に計算してみると、たとえば、1日に2000キロカロリー必要としている人の場合、炭水化物250～325グラム、脂質45～67グラム、タンパク質65～100グラムくらいを食べるとよいということになります。

厚生労働省は男女別の平均的な基準値も示しています。

次のページの表を見てください。

## 図2-1 国の推奨する量では炭水化物が多すぎる

**国が推奨する年代別の摂取カロリーと三大栄養素の食べる量**

| 男性 | | | | |
|---|---|---|---|---|
| 年齢（歳） | カロリー（kcal/日） | 炭水化物（g） | タンパク質（g） | 脂質（g） |
| 18～29 | 2650 | 381 | 60 | 74 |
| 30～49 | 2650 | 381 | 60 | 74 |
| 50～69 | 2450 | 352 | 55 | 68 |
| 70～ | 2200 | 316 | 50 | 61 |

| 女性 | | | | |
|---|---|---|---|---|
| 年齢（歳） | カロリー（kcal/日） | 炭水化物（g） | タンパク質（g） | 脂質（g） |
| 18～29 | 1950 | 281 | 49 | 55 |
| 30～49 | 2000 | 288 | 50 | 56 |
| 50～69 | 1900 | 274 | 48 | 53 |
| 70～ | 1750 | 252 | 44 | 49 |

これでは多すぎ!!

出所）厚生労働省「日本人の食事摂取基準」2015年版
成分量は中央値より計算。身体活動「ふつう」レベル。女性は妊婦と授乳婦は除外。

30～49歳の場合、男性は1日の必要エネルギーが2650キロカロリーと試算されています。これを、炭水化物から60％、タンパク質から15％、脂質から25％とすると、炭水化物398グラム、タンパク質99グラム、脂質74グラム摂るように推奨されることになります。女性は、1日の必要エネルギーは2000キロカロリーで、炭水化物300グラム、タンパク質75グラム、脂質56グラムとなります。

しかし、この配分が「バラ

ンスがいい」とは、私にはとても思えません。脂質は体にとってとても重要な使い道がある（詳しくは後述します）一方で、炭水化物はエネルギー源としてしか使い道がなく、余った分はすぐに脂肪につくり変えられてしまいます。こうしたことを考慮し、私は、脂質はもっと増やし、炭水化物を減らすべきだと考えています。

## 現代人にとって正しい「食のバランス」

### 糖質は抑えないとすぐにオーバーする

アメリカでは、消費カロリーが２０００キロカロリーの人（座り仕事の多いほとんどのビジネスパーソンが当てはまります）について、以下の数値が目安にされています。[*21]

・炭水化物　１日３６０グラム
・脂質　１日65グラム
・タンパク質　１日50グラム

私はこれでも炭水化物が多いと思っています。**理想的には炭水化物は１２０グラム、や**

**せたい人は60グラムにまで減らしたいところです。**

ところが、実際は1日に1600キロカロリーも必要としない高齢者の多くが、炭水化物を300〜400グラムほど摂っています。若い人たちはさらにたくさん食べていて、500グラムを超える人もざらです。厚生労働省や糖尿病学会の緩すぎる基準すら完全に超えているのです。

ちなみに、勘違いしないでほしいのですが、これはあくまで「含有炭水化物量」のことで、ご飯やパンそのものの「重量」を指しているのではありません。たとえば、ゆでそば1玉は約200グラムありますが、その炭水化物量は52グラムほどです。

とはいえ、朝昼晩とご飯やパン、麺類を食べ、ほかにもおやつにケーキやスナック菓子を食べていたら、簡単に炭水化物量は300グラムを突破します。**現代人が意識せずに普通に生活していたら、すぐに糖質過剰に陥ります。**

一方、とくに脂質は、体のさまざまな部位で重要な働きをする栄養素であり、不足すると深刻な影響を及ぼしますから、もっと摂っていいでしょう。

もちろん、**その「質」にはこだわる必要があります**。たとえば、同じ100グラムの肉を摂取するのでも、ファストフード店のハンバーガーに挟まっているパテと、いい環境で育てられた地鶏のモモ肉では、その質がまったく違います。新鮮なエキストラバージンオリーブオイルと、トランス脂肪酸にまみれたマーガリンでは天と地の差があります。

それを踏まえた上で、三大栄養素については、以下のように考えるといいでしょう。

## ①炭水化物は減らす

普通に生活していたら糖質過剰になるという認識が大事です。糖質は、肥満や糖尿病はもちろんのこと、がん、心筋梗塞、脳卒中、アルツハイマー病など、あらゆる生活習慣病のもととなります。

## ②脂質はもっと摂ってOK

300グラムを超えて摂取したりすれば太りますが、実際にそんなに脂質を摂れるものではありません。逆に不足すると健康を著しく害しますから、もっと摂りましょう。どうして脂肪を摂っても太らないのかは後で述べます。

## ③タンパク質は増やしも減らしもせず

タンパク質は再利用されるため、絶えず食べなくても筋肉は保たれます。腎臓を悪くするのでプロテインの摂取は避けましょう。

具体的にどういう食事を摂ったらいいかの実践法については、第3章、第4章で述べます。この章では、三大栄養素についてもう少し詳しく見ていきましょう。

糖質

## 糖質摂取のメカニズム

# 「人種を問わず肥満と死亡率を上げる」

口で噛んで唾液と混ぜながら胃に送り込まれた食べ物は、食後500ミリリットルほども出る胃液によって消化されます。ただし、三大栄養素によってそのスピードは違い、**炭水化物は2〜3時間、タンパク質が4〜5時間、脂質は7〜8時間かかります**。

糖質には、多糖類、二糖類、単糖類があり、米やパン、パスタ、イモなどは多糖類、砂糖は二糖類、果物に含まれる果糖やブドウ糖は単糖類です。

多糖類はブドウ糖などの単糖類がたくさん連なったもので、二糖類はブドウ糖や果糖などが2つ連なったものです。いずれも、消化酵素によって、**最終的にはすべて1個1個のブドウ糖や果糖に分解されます**。

そばを食べてもジャガイモを食べてもスナック菓子を食べても、最終的には全部、ブドウ糖などの単糖類に分解され、吸収されて血液中に放出されます。このブドウ糖は、直接的なエネルギー源となります。

マラソン選手などの中には、レースの前に炭水化物を多めに食べる選手がいますが、おそらく、食べた分のエネルギーはレース中に使い切ってしまうことでしょう。

しかしながら、一般人の生活では、食後に血中のブドウ糖が余ります。このとき、血糖値が上がりすぎないように、インスリンというホルモンが分泌され、余ったブドウ糖を処理します。

具体的には、インスリンが、余ったブドウ糖をグリコーゲンに変えて、肝臓や筋肉の細胞に取り込みます。それでも余ったブドウ糖は、**今度は中性脂肪に形を変えて脂肪細胞に取り込まれます。これが太る原因です**。

だから、やせたいと思ったら、この逆をやっていくしかありません。

糖質の摂取を控えると、肝臓や筋肉の細胞に備蓄されているグリコーゲンがブドウ糖に戻され、エネルギーとして使われます。

それでも足りない分は、脂肪細胞に取り込まれた中性脂肪が脂肪酸に分解されてエネルギーになり燃やされます。ここまでくれば、やっとやせるわけです（ちなみに、エネルギーとしては脂肪を先に使いタンパク質は最後なので、脂肪がまったくなくなってしまうまでは、決してタンパク質は使われず筋肉は落ちません）。

ダイエットに糖質制限が有効なのはこうした理由があるからです。

# カロリー制限の無意味さを決定づけた医学論文

## 「低脂肪食」が最もやせないという驚きの実験結果

「体に入れるカロリーが出るカロリーよりも多ければ太る。少なければやせる。これ以上に明快な事実がどこにある？」

いまだに「肥満はカロリー過剰説」を信じている人が、必ずと言っていいほど口にするセリフです。理屈や数字が好きな男性に多く見られます。

私たちが生きるために必要なエネルギーは、たしかにカロリーで表示されます。すなわち、行動量も多い若い男性ならたくさんのカロリーを消費するし、ほとんど動かず基礎代謝も落ちている高齢者なら少ないカロリー消費に留まります。ここまでは、まったく異論がありません。

さらに、前述したように、糖質やタンパク質は1グラム4キロカロリー、脂質は1グラム9キロカロリーのエネルギーを放出します。だから、糖質を脂肪にして体に溜め込んでいたほうが、半分以下の重さに圧縮し体重を軽くすることができます。しかも、糖質が脂質に変化した中性脂肪は、ブドウ糖が結合して肝臓に蓄えられるグリコーゲンの4倍のエネルギーを持っています。[*22] つまり、それが効率的だから糖質を脂肪にして溜め込むメカニズムが私たちの体に備わっているのです。

ところが、単純なカロリー説信奉者は、「溜まった脂肪によって肥満しているわけだから、もう、これ以上脂質を摂らないほうがいい」と考えるのです。

彼らは、炭水化物や脂肪の代謝についてまったくわかっていません。

「体に入れるカロリーが出るカロリーよりも多ければ太る。少なければやせる。これ以上に明快な事実がどこにある？」

この一見、理屈が通っているような意見を述べる人は、私たちの体をまるで1本のホースと同じように考えているのでしょう。でも、私たちは、そんな単純な生き物ではありません。もっと複雑で緻密な機能が備わっているのです。

もっとも、専門家たちの間では、カロリー理論はすでに過去のものとなっています。

前にふれた、トップ・ジャーナルの『*NEW ENGLAND JOURNAL OF MEDICINE*』（2008年）に掲載された研究を簡単に紹介しましょう。[*23]

この研究は、2年間、322人の中等度の肥満者を対象に、次の3つのダイエット法に分けて比較したものです。

① 低脂肪食でカロリー制限　男性1日1800キロカロリー、女性1日1500キロカロリーとし、エネルギーの30％を脂肪から摂取。ただしその10％は飽和脂肪酸。

② 地中海食でカロリー制限　男性1日1800キロカロリー、女性1日1500キロカロリーとし、エネルギーの35％を脂肪から摂取。ただし、そこに30～45グラムのオリーブオイルと5～7個（20グラム以下）のナッツを含む（地中海食とはイタリア、ギリシャなど地中海沿岸諸国の伝統的な食事。オリーブオイル、全粒穀物、野菜、果物、豆、ナッツが豊富。乳製品、魚、赤ワインも食す）。

③ 低炭水化物食　カロリーは無制限で、最初の2カ月は1日の炭水化物量を20グラムに制限。徐々に120グラムまでに増やしていく。

ちなみに、1日120グラムでも非常に少なく、平均的日本人は1日300グラムを超える炭水化物を摂取していることを頭に入れておいてください。

さて、この研究の結果は左ページのグラフの通りです。

**カロリー制限をまったくしなかった低炭水化物食で最も減量効果が高く、脂肪を減らした低カロリー食がずば抜けて成績が悪いことがわかるでしょう。**

## 図2-2 低脂肪、地中海、低炭水化物各ダイエットの効果比較

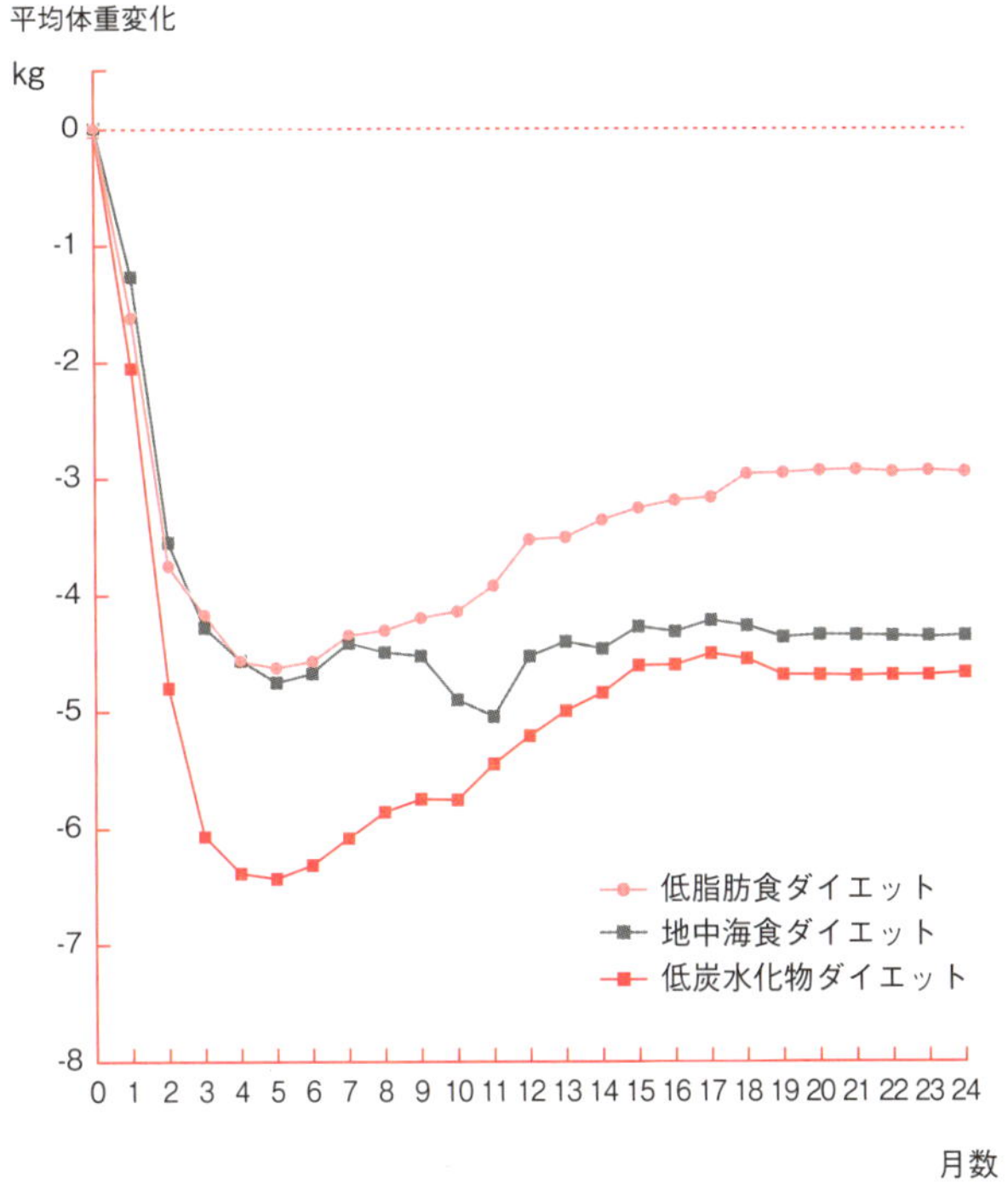


出所）N Engl J Med 2008; 359:229-41

この研究は、一つの施設で300人を超える人たちを対象に2年間にわたって観察が続けられるという極めて信頼性の高いもので「エビデンスレベル1」と評価されています。

この段階で、**「やせるためにはカロリー制限ではなく糖質を減らすことが必要だ」**と、はっきり勝負はついているのです。しかも、数年後のフォローアップ研究で、低炭水化物食（脂肪が多い食事）ではコレステロールが下がり、心筋梗塞なども多くないという安全性も確認されています。

その後も、カロリー制限より糖質制限がはるかに健康に寄与するということは、2017年に『*LANCET*』に掲載されたPURE研究など、さまざまな信頼のおける論文で証明されています。

## 多くの人が信じる「カロリー説」のお粗末さ

### 脂質を減らして肥満大国となったアメリカの惨状

カロリー説を最初に唱えたのは、既出のアメリカのジャン・マイヤーという栄養学者です。

彼は、ハーバード大学で働き始め、タフツ大学の学長まで務めました。肥満に関する論文を多く発表し、体重調節に関しての第一人者として認められていました。しかし、彼の研究は机上のもので、太った人を本当にやせさせるという実証はしていません。

アイゼンハワー氏が心筋梗塞に倒れたときも、単純なカロリー説を持ち出し、「脂肪の過剰摂取が原因だ」という間違った結論に導きました。

ダイエットに糖質制限をすすめる私たちに対し、反論を述べる人たちが拠り所としているのは、この古くさい理論です。彼らが主張しているのは次のようなことで、すでに1960年から言われていることの繰り返しにすぎません。

① 糖質制限は熱力学の第一法則に反している。「入るカロリーと出るカロリー」についてつじつまが合わない。

② 炭水化物を減らすことで栄養のバランスがおかしくなる。

③ 結果的に高脂肪食となり、コレステロール値を上げて心臓病を引き起こす。

①については、前述したとおり、人間の体はカロリーの単純な「出入り」で片づけられるものではありません。

②について、糖質制限はむしろバランスのいい食事になると断言します。そもそも、現

代人の食事は炭水化物に傾き、ビタミンやミネラルなど重要な栄養素が足りていません。ご飯やパンといった主食を減らし、おかず類を増やすことで健康的な食事になります。

③はどうでしょうか。低炭水化物食ではコレステロールは下がっていて、心筋梗塞も増えていません。[*24]

かつて、ジャン・マイヤーたちが「脂質の過剰摂取が心筋梗塞の原因だ」と唱えたため、アメリカでは「脂質を減らして、その分を炭水化物で補う」という方向に行きました。そして、**とんでもない肥満大国となり、心筋梗塞をさらに激増させることにつながったのです**。

現在、アメリカ人の死因1位は心筋梗塞などの心臓病で、年間61万人が死亡しています(2015年時点)。心筋梗塞は心臓の冠動脈が狭窄し、そこに血栓が詰まることで起きます。糖質を摂り過ぎて肥満になると、血管に慢性的な炎症が起き、善玉コレステロール(HDL)が減少するなど、心筋梗塞への条件が整うのです。

肥満者は、心筋梗塞だけでなく、脳卒中、糖尿病、高血圧、がん、アルツハイマー病などあらゆる重篤な疾患にかかりやすくなることがわかっています。

肥満は諸悪の根源。そして、その肥満を引き起こすのは炭水化物なのです。

# 脂肪を食べても太らない3つの理由

## 生化学が教える動かしがたい人体の真実

「お腹についているのは脂肪だ。これがお腹に溜まって俺は太っているのだ。その脂肪を食べても太らないなんて信じられない」

これが多くの人の気持ちでしょう。その疑問に誰も答えていないので、糖質制限でやせるということが納得できないのです。

ここで、どうして脂肪を食べても太らないかについて生化学的に説明しましょう。

理由は3つあります。

まず、**脂肪を食べたらそれがすぐに皮下脂肪や内臓脂肪になるというように体はできていません**。脂質には必須の栄養素として大切な使い道があるのです。

脂質は37兆個もある人間の細胞をつくるのに欠かせません。細胞膜はリン脂質という脂肪によってつくられ、しかも絶えずつくり変えられているため脂質はそれだけ必要とされます。

加えて脂質は各種ホルモンの材料として使われます。プロスタグランジンなどの、ホルモンに似た情報伝達物質にも使われます。多くの人が気にしている脂肪の一種であるコレステロールは、食べ物からの摂取では足りず肝臓で大量につくられていることもわかっています。それだけ必要とされているわけです。

次に、**私たちはそんなに脂肪を摂っていない**ということにも気づかねばなりません。日本人の1日の平均脂肪摂取量は、男性で74グラム、女性で56グラムです。このわずかな量の脂肪は、細胞膜やホルモン作成に消費されてしまい、余って体につくことはないでしょう。

それよりも、男性なら平均でも400グラム近く食べている炭水化物（脂肪の5・4倍です）こそ、余って脂肪に変わり貯蔵され太るのです（わざわざ脂肪に変えて貯蔵する理由は120ページ既出）。

最後に、**脂質には吸収されにくい性質があります**。炭水化物やタンパク質はブドウ糖やアミノ酸に分解され、ほぼ100％完全に体内に吸収されます。しかし、脂肪は水に溶けにくく腸から100％吸収するのは難しい栄養素なのです。

とくに肉やバターの飽和脂肪酸は吸収効率が悪く、大量に食べても体内に取り込むのは難しいということがわかっています。[*25] さらに、コレステロールも同様に、吸収効率は良くありません。[*26] つまり、脂肪は食べ過ぎても全部体内に吸収されず便に出てしまうのです。

以上の理由から、脂肪は太らないので安心して肉の脂を食べてください。

## 人はなぜ太りやすく、やせにくいのか？

### 歳をとるほど太っていくメカニズム

糖質を多く摂取すれば、分解されたブドウ糖が血中にあふれます。このとき、インスリンの作用で溢れたブドウ糖が中性脂肪に形を変え脂肪細胞に取り込まれます。これが肥満のメカニズムだということは何度も述べてきました。

だから、太るのは簡単。カレーライス、ラーメン、寿司、おにぎり、そばなど日本人が大好きな炭水化物中心の食事をしていれば間違いなく太れます。

１７５５年にフランスで生まれたブリア・サヴァランは、弁護士や政治家として活躍する一方、美食家としても知られ、１８２６年に『美味礼讃――味覚の生理学』[*27]を出版しました。彼は、その中で興味深い指摘をしています。

「あなたが何を食べているのかを教えてください。そうすれば、私はあなたがどのような人物かを教えましょう」

そして、肥満者と500回を超える面談を重ね、「太った男たちは次から次へとパン、米、パスタ、そしてジャガイモへの情熱を語った」「結構です。それなら食べなさい！太りなさい！　醜くなり、ずんぐりになり、喘息になり、そして最後に自分自身の溶けた脂肪のなかで死になさい」とまで書いています。

さらには、「動物においても人間においても、脂肪の集積は穀物とデンプンによってのみ起きる」と述べています。すでに19世紀に、糖質には中毒性があるということを看破していたようです。

ブリア・サヴァランが見抜いていたとおり、太った人がやせるためには、糖質を減らしていくしかありません。

しかし、残念なことに、太るのとやせるのは同じようにはいきません。太るのはたやすいけれど、やせるのはなかなか大変です。というのも、人間の体は、やせにくい仕組みになっているからです。

ダイエットの経験がある人ならわかると思いますが、どのような方法で行ったにしろ、

**ある時期、体重が減りにくくなります**。

1〜2週間、順調に減っていたのがピタリと止まり、そのまま1〜2週間停滞。そして、再び1〜2週間減って、また停滞ということを繰り返します。

これは、体重が減っていることを「まずい」と感じ取った体が、**代謝を上げる甲状腺ホルモンの分泌を抑えることで基礎代謝を落とし、エネルギーを使わない方向へと動くからです**。*28

ここで、あきらめてしまわずに、淡々と糖質制限を続ければ、また落ちてきます。

ちなみに、やせ過ぎた人は甲状腺ホルモンの値が低下しています。「これ以上やせすぎないように」と、このホルモンの分泌を意図的に下げているのです。*29

また、基礎代謝について説明しておきましょう。基礎代謝とは、生命維持のために必要なエネルギー、すなわち何もせずにじっとしていても消費されるエネルギーのことを指します。

基礎代謝は加齢に伴い落ちてきて、日本人の30〜49歳の平均では、男性で1530キロカロリー、女性で1150キロカロリーだったのが、70歳を超えると、男性で1290キロカロリー、女性で1020キロカロリーとなります。

だから、年齢を重ねても同じように食べていると、どんどん太っていくわけです。

## 作為的に「茶色くされた」炭水化物に注意する

### 「全粒粉もどき」も多く出回っている

「同じ炭水化物でも、茶色いものならいいのか」という質問をよく受けます。

玄米もそばも糖質であることに変わりはなく、血糖値を上げて太ります。これは、生化学上確かなだけでなく、私の患者さんが測定している食後血糖値を見ても明らかです。

嘘だと思うなら、あなたも血糖値を自己測定してみてください。玄米と白米では食後の血糖値の上昇にほとんど差は出ません。

ただし、玄米はビタミンやミネラル、食物繊維が白米と比較して豊富です。ですから、白米を食べるよりは玄米を食べたほうがいいというのは、私も賛成です。同様に、白いうどんよりはそばのほうがいいということになります。

しかしながら、**その茶色い炭水化物の「茶色」自体が怪しいというケース**もあるのです。

たとえば、よく見る「二八そば」は、小麦粉などのつなぎ2割、そば粉8割でつくられています。そば粉だけではどうしてもぼそぼそとした仕上がりになってしまうため、高級店でも二八そばが多く用いられています。

ところが、安いチェーンのそば店などでは、この割合が逆転し、ほとんど小麦粉のそば（もはやそばとは言いがたい細いうどん）を出しています。つまり、それは白い炭水化物なのです。

にもかかわらず、あるチェーンのそば店には、メニューを展示した看板に「おそばを食べても太らない」と書かれていました。おそらく「茶色い炭水化物ならいいのではないか」と考えている人の心理につけ込んでいるのです。

しかも、その書き込みのすぐそばにある見本はコロッケそばなのだからあきれてしまいます。ジャガイモのコロッケを載せた小麦粉たっぷりのそばは、まさに白い炭水化物の塊です。ランチにしょっちゅう食べていたら間違いなく太るでしょう。

このほか、全粒粉パンについても注意が必要です。100％全粒粉でつくられているのか、全粒粉が含まれているだけなのか。そのあたりの表示義務がまだ曖昧なため、うっかりしていると、「ほとんど白い炭水化物の全粒粉パンもどき」を食べる結果になります。ちまたに溢れる、こうした商業主義に、踊らされないように注意してください。

# 血液ドロドロも炭水化物が原因

## 糖質で中性脂肪の値が高くなる

私の患者さん(40代・女性)の血液検査で、ある日の中性脂肪の値が1万を超えてしまいました。その影響で、いくつかの検査について「検出不可」になりました。

血液検査では、採取した血液を遠心分離機にかけて、上澄みの部分を使用しますが、あまりにも中性脂肪が多いとそれが白く濁ってしまうのです(医学的には乳びと言います)。

どうして、こんなすさまじい数値が出たのか。話を聞くと、検査日の前の晩遅くに炭水化物たっぷりの食事を摂ってしまったとのことでした。なんでも、いただきものの明太子があって、それで白いご飯を食べたら美味しくて何杯もおかわりしてしまったそうです。

「甘い物を食べたのでもないのに……」と本人は驚いていましたが、糖質を摂ると、6~7時間後には中性脂肪がつくられます。それが見事に反映されたわけです。

つまり、**検査していないからわからないだけで、炭水化物に偏った食事をしている人は、**

**中性脂肪が高い状態**が多分に起きているということです。

## 人種を問わず、死亡率を上げるのは炭水化物
### 米食はアジア人にとってもやはり体に悪い

私がいくら真理を述べても、「長く肉を食べてきた欧米人と違い、我々アジア人には米が合っている」という論調は消えることはないでしょう。

しかし、そのように思い込んでいる人たちを驚かせるPURE研究の結果が、2017年の『*LANCET*』に掲載されました。[*30]

その研究では、炭水化物、飽和脂肪酸、一価不飽和脂肪酸、多価不飽和脂肪酸、および総脂肪量について、それらをどれだけ摂取しているかということと死亡率の関係を調べています。

具体的には、高所得国であるカナダ、スウェーデン、アラブ首長国連邦、中所得国のアルゼンチン、ブラジル、チリ、中国、コロンビア、イラン、マレーシア、ポーランド、南

アフリカ、トルコ、パレスチナ自治区、そのほかバングラデシュ、インド、パキスタン、ジンバブエの計18カ国（地域）、約13万5000人について、2003年から10年間にわたり追跡調査しています。

そして、アジア系と非アジア系に分けて分析が行われているのです。左のページにその結果をまとめたグラフを載せてありますので見てください。各グラフの上がアジア人、下が非アジア系の人々です。

すると、アジア人も非アジア系の人も、炭水化物は食べるほど死亡率が上がり、逆に脂質については、食べるほどに死亡率は下がる傾向にあることがわかるでしょう。

**人種を問わず、人間にとって炭水化物の摂り過ぎは命を縮め、脂肪を摂ることで長生きしているのです。**しかも、コレステロールに関する最新の指標である、「ApoB/ApoA1」という数値が、脂肪を多く摂ることによって改善されることもわかりました（ApoB/ApoA1については、149ページで述べます）。

なお、この論文には、内容がそれまでの常識を覆すなど衝撃的すぎたためか、発展途上国における調査方法などへ疑問の声も出ていますが、そうした疑問点も含めてトップ・ジャーナルの『*LANCET*』が査読した上で掲載しているのですから、注目に値する研究結果だと思います。ちなみに、トップ・ジャーナルは批判の声もちゃんと掲載しています。

## 図2-3 脂肪はたくさん摂ったほうが健康に

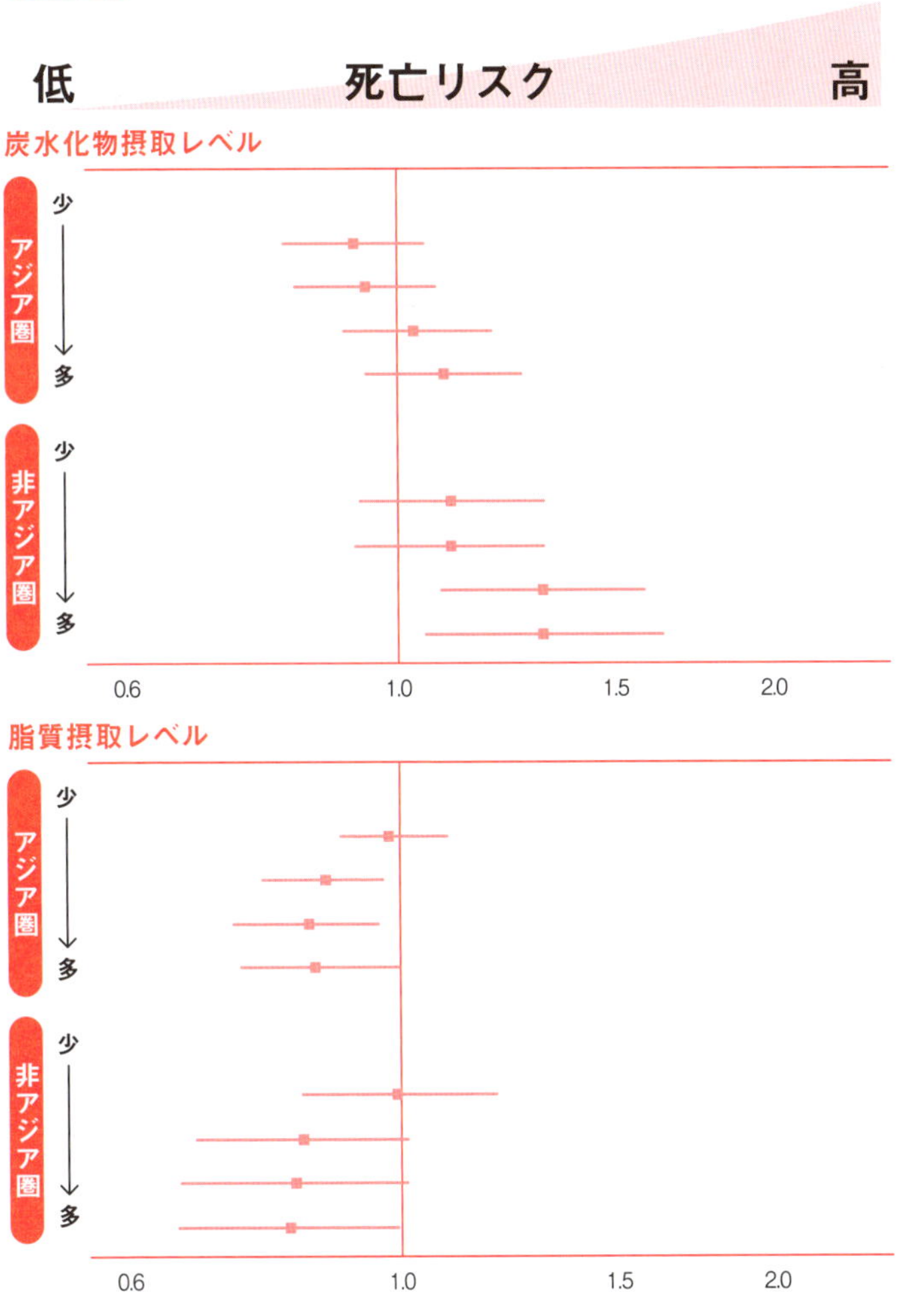


出所）Lancet 2017;390:2050-62（一部改変）

脂質

## 脂質摂取のメカニズム

# 「多く摂るほど死亡率は下がる」

口から食べた糖質がすべてブドウ糖や果糖に分解されるように、脂質は最終的に脂肪酸とモノグリセリドという物質に分解されます。このうち重要なのは脂肪酸で、脂質の構成単位となります。

前述したように、脂肪酸は、次のような重要な働きをします。

まず、細胞の膜（細胞の内と外を隔てる重要な役割をしています）に使われます。

ホルモンやプロスタグランジンという情報伝達物質になります。

脂肪を分解する胆汁にも使われます。

なかでも、37兆個もある細胞の膜をつくるために脂肪酸は不可欠ですが、**日本人は、そもそも脂質が足りない傾向にあります**。

脂肪酸には「必須脂肪酸」という食べ物からしか摂れないものもあり、脂質の摂取を控えると、かえって健康を害することになります。

## 図2-4 脂肪の種類(脂肪分類)

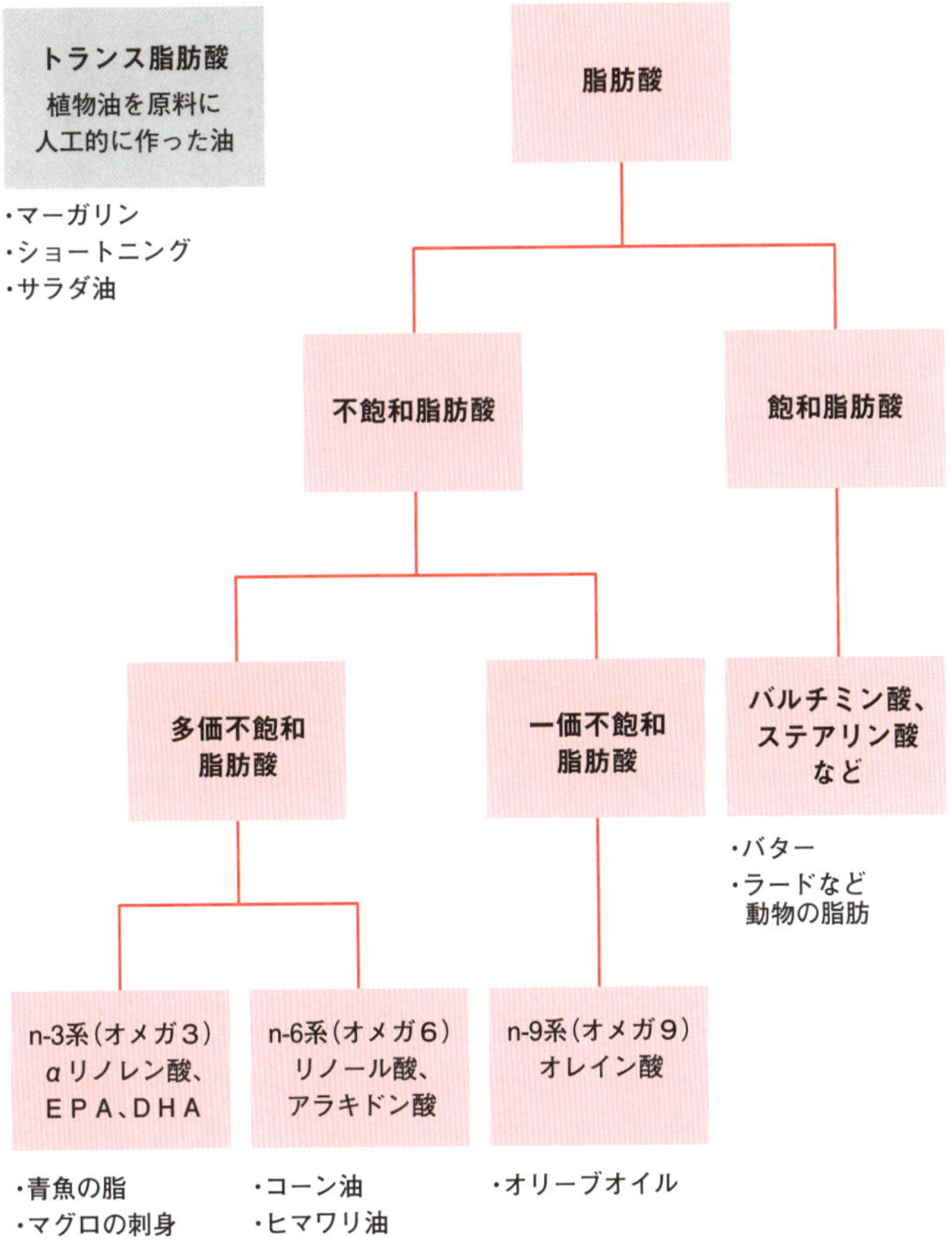

脂肪酸は大きく**飽和脂肪酸**と**不飽和脂肪酸**に分かれます。そのうち不飽和脂肪酸は、**一価不飽和脂肪酸**と**多価不飽和脂肪酸**に分かれ、さらに多価不飽和脂肪酸は**n－6系**と**n－3系**に分かれます。それぞれ、亀の甲の構造式が違っています。

飽和脂肪酸はバター、ラードなど動物性の脂肪に多く含まれています。

一価不飽和脂肪酸の代表格はオリーブオイルです。

多価不飽和脂肪酸のn－6系はリノール酸、アラキドン酸が主成分でコーン油、ヒマワリ油などに多く含まれ、n－3系はアマニ油、エゴマ油に多く含まれるαリノレン酸、青魚に多いEPAやDHAとなります。

このうち、最近とくにもてはやされているのが多価不飽和脂肪酸のn－3系です。たしかに、青魚のEPAやDHAなどが血栓形成を抑制するのは事実です。

一方で、肉に多く含まれる飽和脂肪酸は、コレステロールを上昇させることなどから、あまり摂らないほうがいいと考えられてきました。しかし、前述したように**「そうではない」「食べたほうがいい」ことを示す研究データ**が次々と出てきているのです。

次に、これまでも何度か登場した「中性脂肪」とは、いったいどういうものなのか説明しましょう。

中性脂肪はトリシアルグリセロールと言って、脂質の構成単位である脂肪酸が3つくっついた形をしています。前述したさまざまな脂肪酸は、構造式こそ違えど、どれもナスのような細長い形をしています。そのナス状のもの（脂肪酸）が、3つくっついたのが中性脂肪です。

そして、脂肪酸と中性脂肪は、**LPL（リポタンパクリパーゼ）**という酵素によって結合したり分解したりと形を変え合っています。こうした作用を「中性脂肪・脂肪酸サイクル」と言います。ここで、太るメカニズムについて思い出してください。糖質を過剰摂取すると、グリコーゲンにもなれなかったブドウ糖が、中性脂肪に形を変えて脂肪細胞に取り込まれるのでしたね。

実はこのとき、一度LPLの関与によって中性脂肪から脂肪酸に分解されて脂肪細胞に入り込みます。というのも、脂肪酸が3つ結合した中性脂肪のままでは大きすぎて細胞膜を通過できないからです。

そして、脂肪細胞内に入ると、今度は結合して中性脂肪となります。それによって、細胞膜をすり抜けることなく、脂肪細胞内で安定した状態で備蓄されるのです。

ただし、エネルギーが必要となったときには、またいつでも脂肪酸に分解され脂肪細胞から出て行って消費されます。この中性脂肪は、ブドウ糖の4倍のエネルギーを有し、理想的なエネルギー貯蔵物質です。[*31]
ちなみに、男女の太り方の違いは、LPLの分布によります。男性は腹部の脂肪細胞の表面にLPLが多く存在し、女性はウエストから下の臀部などの脂肪細胞の表面に多く存在します。
だから、男性の場合、腹部で脂肪の取り込み作用が活発になり、お腹がぽこんと出やすいのです。

## 肥満大国のアメリカでも脂質の摂取量は少ない

### 脂肪は炭水化物ほど多く摂れない

私たちは脂質をさほど摂っていません。日本人の脂質摂取量は平均1日68グラムで、厚生労働省推奨の数値（男性74グラム、女性64グラム）に届いていない人も多いはずです。それに、**あの肥満大国のアメリカ人でさえ65グラムが推奨量なのです**。[*32]
アメリカでは肥満の基準をBMI30以上と緩く設定している（日本は25以上）にもかか

わらず、肥満者が40％もいます。日本と同じ基準にしたら70％を超えるのではないかと思います。

そんなアメリカ人ですら脂質をたいして摂っていないのは、**そもそも脂質はそんなに食べられないからです**。彼らを太らせているのは「いくらでも食べられる」糖質です。

『食品成分表（２０１８年七訂）』で調べてみると、牛のサーロイン（和牛・赤肉）１００グラム中の脂質は25・８グラム。コレステロール含有量は72ミリグラムです。ヒレ（和牛・赤肉）だと、脂質15・０グラムでコレステロール含有量は66ミリグラムとなります。

ということは、男性の指標である74グラム摂取するためには、サーロインなら約２８７グラム、ヒレだと約５００グラム食べなければならないということになります。

もちろん、ほかに調理のために用いる油などもあるでしょうが、それもわずかなものです。だから、脂質の過剰摂取などほとんど起きません。

もし、脂質をたくさん摂るとそれが全部、皮下脂肪になるというなら、すでにぽっちゃり体型の人は、もう脂質は摂らないほうがいいということになります。

しかし、脂質はとても大切な働きをしているので、肥満者も摂らなければいけません。**肥満者が減らすべきなのは糖質であって脂質ではありません。**

１３７ページで紹介した、ＰＵＲＥ研究のグラフをもう一度見直してください。

アジア系、非アジア系を問わず、炭水化物の摂取が死亡率を上げているのに対し、飽和脂肪酸、一価不飽和脂肪酸、多価不飽和脂肪酸、総脂肪量すべて、摂るほどに死亡率が下がっています。それだけ脂質は体にとって大切なものだということです。

## 脂肪を摂るほど脳卒中と心筋梗塞が減る

### 日本人を対象にした待望の研究結果

筑波大学などが行った研究に関する論文が、2013年の『*European Heart Journal*』に掲載されました。[*33]

その研究では、1995年からと1998年からの2つのケースで、日本人合計約8万2000人（男性3万8084人、女性4万3847人）について、その食事内容の傾向と循環器疾患の発生率の関係を11年にわたって追跡調査しています。

それぞれ、事前の5年間における調査で、対象者は循環器疾患にもがんにもかかっていないことを確認した上で行われています。

１４６ページの表を見てください。飽和脂肪酸の摂取量によって、①から⑤の５つのグループに分けてみると、当然のことながら、肉や乳製品といったタンパク質の量もそれに比例して増えていきます。そこに含まれるコレステロールの量も増えていきます。

逆に、飽和脂肪酸（バターや肉の脂）の摂取量が少ない人ほど炭水化物を多く食べているのがわかるでしょう。

さて、このグループごとに、収縮期血圧（上の血圧）、血中コレステロール値、脳卒中発症率、心筋梗塞発症率を調べた結果はどうでしょう。

驚くことに、**肉をたくさん食べ、飽和脂肪酸摂取量が増えるほど、血圧は下がっています**。血中コレステロール値は少しずつ増えてはいくものの、たいした差ではありません。食事中に含まれるコレステロールの量と比較してもらえば、「食事のコレステロールは気にする必要などない」ということがわかるでしょう。

何より興味深いのが、脳卒中と心筋梗塞の発症率です。

どちらも、**飽和脂肪酸の摂取量が一番少なく、炭水化物をたくさん食べている人たちに、圧倒的に多く発症しています**。脂肪の摂取量が少ないと、脳や心臓の動脈の狭窄が進んでしまい、脳出血、脳梗塞や心筋梗塞を起こしやすくするのです。

最も成績がいいのが④のグループ。この人たちは1日に平均78グラムの肉を食べていま

## 図2-5 脂肪を摂るほど脳卒中も心筋梗塞も減る！

炭水化物が多い　炭水化物　炭水化物が少ない

肉が少ない　肉　肉が多い

| | | ① | ② | ③ | ④ | ⑤ |
|---|---|---|---|---|---|---|
| 1日に食べる量 | 飽和脂肪酸(g/日)［中央値］ | 0.8～11.7g［9.6g］ | 11.8～14.8g［13.4g］ | 14.9～17.7g［16.3g］ | 17.8～21.5g［19.4g］ | 21.6～96.7g［24.9g］ |
| | 炭水化物(g/日) | 289g | 286g | 275g | 260g | 232g |
| | 肉(g/日) | 28g | 49g | 63g | 78g | 103g |
| | 乳製品(g/日) | 59g | 122g | 171g | 221g | 379g |
| | カロリー(kcal/日) | 1956kcal | 2029kcal | 2038kcal | 2037kcal | 2057kcal |
| からだの状態 | 血圧(上)(mmHg) | 133 | 131 | 130 | 130 | 129 |
| | コレステロール値(mg/dl) | 203 | 206 | 207 | 208 | 209 |
| | 脳卒中発症数 | 817 | 695 | 594 | 540 | 546 |
| | 心筋梗塞発症数 | 142 | 104 | 125 | 115 | 124 |

出所）Euro Heart J 2013; 34

す。今の日本人の1日の肉の摂取量は平均で約68グラムですから、まだまだ足りていません。

なお、この結果は、日本人にいかに脳卒中が多いかということも如実に示しています。昔は日本人の死亡原因の1位は脳卒中でした。今はがん、心筋梗塞、肺炎に次いで4位となっています。しかし、発症率については今でも心筋梗塞よりもはるかに多く、この研究ではなんと5・2倍です。

これは、医療の進歩によって、脳卒中を起こしても命は助かることが増えたからです。しかしながら、**脳卒中自体は、今も日本人にとって身近な病気です**。

ここで忘れないでおきたいのが、後遺症の問題です。命が助かればそれでいいというものではなく、脳卒中の患者さんの多くが大変な後遺症に苦しんでいます。

となれば、なおさら、このデータを見逃すわけにはいきません。

「欧米人のように肉ばかり食べていたら、循環器を悪くする」という心配は逆。**心筋梗塞や脳卒中を減らすために日本人はもっと肉を食べる必要があるのです。**

## コレステロールは必須のものという新常識

### 今や「犯人説」は完全に覆された

コレステロールは食事次第と考えられていた時代があり、なかでも卵はずいぶん悪者扱いされました。しかし、**「コレステロールは肝臓でつくられている」**ということがわかって以来、食事制限でコレステロール値をコントロールしようという努力は意味がないと考えられるようになりました。

実際に、食事から摂取するコレステロールは、血中コレステロール値にほとんど影響を与えません。食事で摂るコレステロールを1日900mg／日まで増やしても血中LDLコレステロール値は上がりませんでした。[*34]

コレステロールに関する研究は、現在もどんどん進んでいます。

これまでLDLコレステロールを「悪玉」と呼び、心筋梗塞など血管系疾患の犯人と決めつけてきましたが、LDLコレステロール自体は悪いものではなく、**酸化したり糖化し**

**た変性LDL**こそが問題だとわかってきました。[*35]

もちろん、LDLコレステロールが増えれば、酸化や糖化の危険性も増えるかもしれません。2018年に米国心臓協会は、心筋梗塞のリスクが高い人には、LDLコレステロールを食事ではなく薬や注射で70以下に大幅に下げることが予防には必要と発表しました。[*36]

また、最近注目されているのは「ApoB」や「ApoA1」という数値です。

ApoBの増加はLDLコレステロールの増加を意味し、ApoA1の低下はHDLコレステロールの低下を意味します。この2つの数値の比であるApoB/ApoA1こそが、動脈硬化の進行度合いを知るための最適な指針になると考えられているのです。具体的には、この数値が0・8以上になると、心筋梗塞や狭心症の発症率が高まると言われています。

そして、**この数値は糖質を多く摂れば悪化し、脂質を摂ることで改善する**こともPURE研究でわかってきました。[*37]

これからも、次々と新しいデータが示されるでしょう。古いコレステロール観に縛られて、おかしな食事制限をし、大切な脂質を不足させないようにしてください。

なお、コレステロールに関する薬のトピックスについては第5章で紹介しましょう。

「三大栄養素」の摂り方

## タンパク質

### タンパク質摂取のメカニズム

# 「プールされるので足りなくなることはない」

肉や魚、大豆製品などに多く含まれるタンパク質は、食事から摂った後、アミノ酸に分解されます。そして、分解されたアミノ酸はさまざまに合成され、筋肉やコラーゲンなど体の組織をつくります。となれば、「どんどん摂らないと筋肉が落ちてしまう」と思われそうですが、案外そうでもないのです。

というのは、「アミノ酸プール」というメカニズムが働いているからです。

私たちの体には、筋肉に約23グラム、血液中に約2グラムのアミノ酸が溶けた状態で常にプールされています。

このプールは、新たに食べたタンパク質によるものだけでなく、壊された筋肉やコラーゲンからのものが再利用されます。だから、食べ物から摂れなくてもすぐには大変なことにならないのです。

## 図2-6 タンパク質摂取のメカニズム

**食事による摂取タンパク質量の目安**

体重50kgの人50g/日
体重70kgの人70g/日
図は1日に100ｇ食べたときのもの

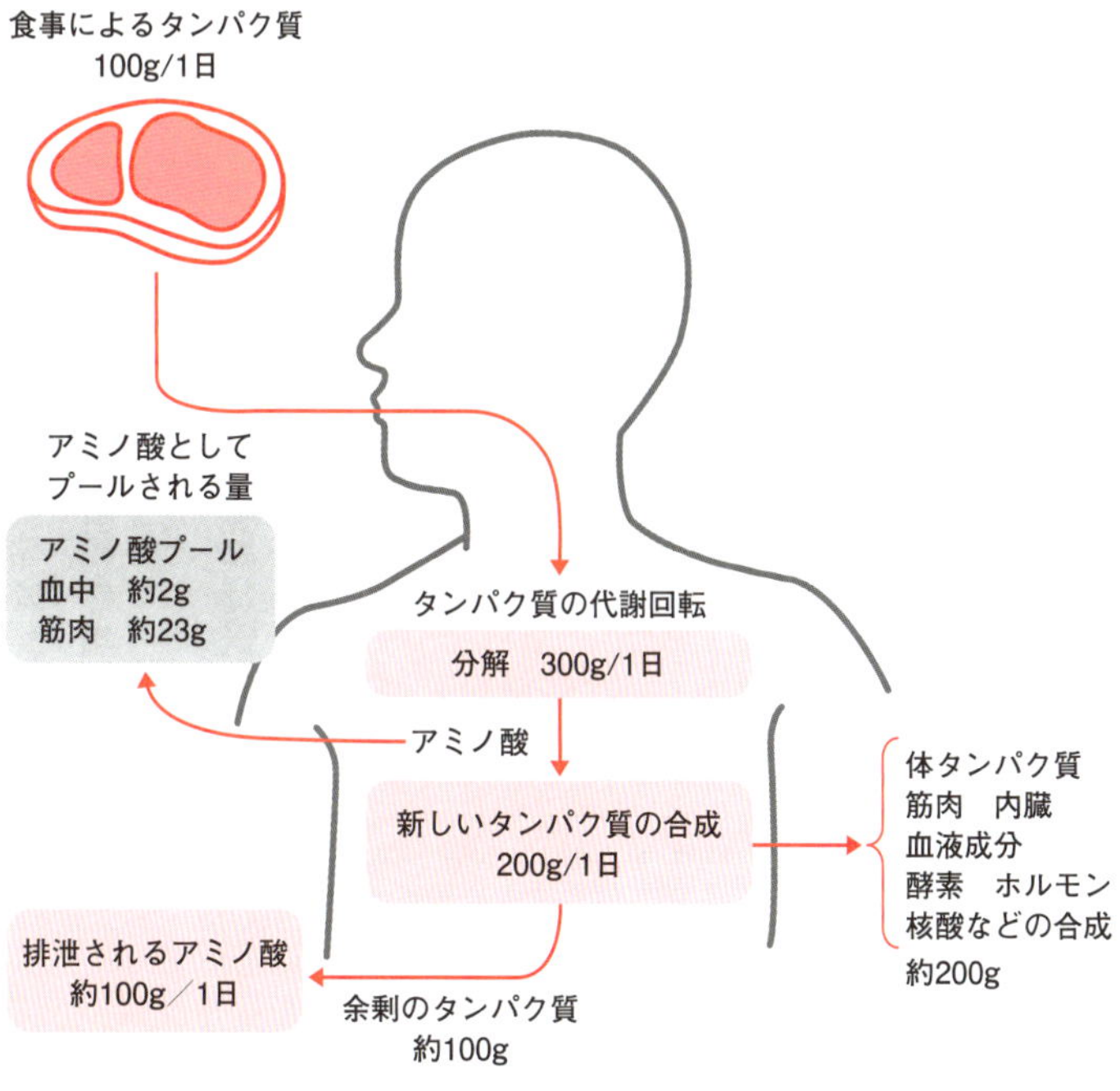


出所）「代謝ガイドブック」（一部改変）

逆に、**摂りすぎには注意が必要です**。日本腎臓学会のガイドラインでも、慢性腎臓病患者には厳しいタンパク制限を指示する一方で、健常者にも過剰摂取をしないように注意喚起しています。[*38]

また、日本腎臓学会（厚生労働省）は2012年に、腎臓への負荷を軽減するために1日のタンパク質摂取量を「0・9グラム／体重キログラム／日」という指針を出しています。[*39]

プールされるアミノ酸の濃度は、常に一定に保たれるようになっています。過剰な分はすべて分解されて腎臓でろ過されて尿として排出されます。

そのため、タンパク質を過剰摂取をすると、腎臓もハードワークを強いられます（これを医学的に過剰ろ過状態と言います）。それによって腎臓の内圧が上がり、その状態が長く続くとCKD（慢性腎臓病）になります。[*40]

現在、日本にはなんと1330万人のCKD患者がおり、2017年時点で約33万人以上が人工透析を受けています。[*41] これは台湾に次いで世界第2位の数字です。[*42]

腎臓が悪くなると、血圧が上がって動脈硬化も進みます。しかし、腎臓も肝臓と同様に沈黙の臓器であり、初期の段階では自覚症状はありません。そのため知らずに過ごしていることが多いのです。

もっとも、**食事でタンパク質を摂り過ぎてしまうことは滅多にありません**。後ほど述べますが、問題なのはプロテインです。

## 肉類は総量の4分の1がタンパク質

### 運動しても必要量はたいして変わらない

厚生労働省が推奨している成人の1日のタンパク質摂取量は、男性60グラム、女性50グラムとなっています。働き盛りの体格のいい男性でも70グラムも摂れば充分です。

アメリカの生化学の教科書には、「体重1キログラムに対して0・8グラム、運動する人は1グラムのタンパク質を摂取せよ」と書いてあります。これで計算すると、60キロの人なら1日48グラム、運動していても60グラムです。

日本でも、体重1キログラムに対して0・9〜1・0グラムが目安と考えられており、アメリカの基準とほぼ同じです。

また、運動しているからといって、たいして必要量に違いはないのです。だから、「運動しているからタンパク質をたくさん摂らなくては」と思い込むのは危険。プロのアスリートでもない限り、そのような発想は捨てましょう。

ただし、これはあくまで大人のケースです。成長中の子どもは筋肉もどんどん増えるので大人の倍は必要で、体重1キログラムに対し2グラムの摂取が推奨されます。

また、妊娠中や授乳中の女性は、自分の所要量にプラスして、30グラム多く摂ることがすすめられています。

なお、炭水化物のところで述べたのと同様に、肉や魚、豆腐などの重量がそのままタンパク質量なのではありません。肉100グラム＝タンパク質100グラムではないのです。とはいえ、あまり細かく考えることもありません。**肉類は総重量の4分の1程度がタンパク質**だと覚えておくといいでしょう。

主な食品100グラム中のタンパク質含有量を次のページに示したので参考にしてください。

## 図2-7 身近な食材のタンパク質含有量（100g当たり）

### 魚介、魚製品

| | |
|---|---|
| アジ刺身 | 20g |
| 煮干し | 65g |
| しらす干し | 41g |
| ごまサバ焼き | 31g |
| サバ水煮缶 | 21g |
| さんま | 24g |
| 生タラコ | 24g |
| まぐろ（きはだ）刺身 | 24g |
| カキ（生） | 7g |
| あさり | 6g |
| 干しエビ | 49g |
| あまエビ刺身 | 20g |
| カニ（ズワイ・ゆで） | 15g |
| スルメイカ（生） | 18g |
| かに風味かまぼこ | 12g |
| さつま揚げ | 13g |

### 肉類・卵

| | |
|---|---|
| 牛肩ロース | 14g |
| 牛サーロイン | 12g |
| 牛もも | 19g |
| 牛タン | 13g |
| 牛レバー | 20g |
| 豚肩ロース | 17g |
| 豚バラ | 14g |
| 豚もも | 21g |
| 豚ヒレ | 22g |
| ロースハム | 17g |
| ウインナー | 13g |
| 鶏手羽 | 23g |
| 鶏むね（皮有） | 20g |
| 鶏もも（皮有） | 17g |
| 鶏ささみ | 25g |
| 鶏レバー | 19g |
| たまご（鶏卵） | 12g |

### 大豆製品、豆類

| | |
|---|---|
| 豆腐（木綿） | 7g |
| 豆腐（絹） | 5g |
| 油あげ | 23g |
| 納豆 | 17g |
| 豆乳 | 4g |
| 湯葉（生） | 22g |
| ひよこ豆（乾燥） | 20g |
| きな粉 | 37g |
| えだ豆 | 12g |
| スナップえんどう | 3g |
| 大豆油 | 0g |

### 乳製品

| | |
|---|---|
| 牛乳 | 3g |
| ヨーグルト | 4g |
| チーズ（チェダー） | 26g |
| チーズ（パルメザン） | 44g |
| バター | 1g |

### 木の実、種子類

| | |
|---|---|
| ゴマ（乾燥） | 20g |
| アーモンド | 20g |
| くるみ | 15g |
| ピーナッツ（乾燥） | 25g |

出所）日本食品標準成分表2015年版。肉類は生の状態

# プロテインは気軽に飲んではいけない

## 「健康のため」の摂取で逆効果も

前著でもプロテインは良くないと書きました。しかし、今、筋肉をつける目的でプロテインを摂っている人が多くいます。スタイリッシュに決めたい若者はもちろん、高齢者が通うスポーツクラブでも、トレーナーからすすめられて「健康のため」に飲んでいるケースが見受けられます。レッスンの終了後に「みんなで飲んでから帰る」という方法をとっているクラブもあるくらいです。

そこでは、「運動をする人にはとくにタンパク質が必要なんです」といった説明がなされています。

しかし、それを真に受けてはなりません。プロテインを摂れば、90分後くらいにアミノ酸濃度が上がり、過剰な分を排泄するためのろ過作業も増え腎臓に大きな負担がかかり腎臓病を起こすことが教科書にも載っています。[*43][*44]

繰り返しますが、日本腎臓学会の発表では、CKD（慢性腎臓病）の患者さんは1330万人もいます（成人の13％です）。そして、その治療はタンパク制限食です。CKDの原因は、糖尿病腎症、高血圧、慢性糸球体腎炎などいろいろ考えられますが、**一番の理由は加齢です**。

50代でも10％、70歳を超えると30％の人がCKDの状態なのですが、その多くは自分の腎臓が悪くなっていることに気づいていないのではないかと思います。[*45]

このように、すでに危険な状況に置かれている人たちが、健康維持のために行っているスポーツクラブでプロテインをすすめられ、ますます腎臓機能を悪化させている可能性があるのです。さらにタンパク質を過剰に摂ると、尿中に窒素として排出されるとき、尿中カルシウム増加を伴い腎結石や骨粗しょう症のリスクが増大します。[*46]

アスリートではない成人の場合、**運動したからといってタンパク質の摂取量を増やす必要はありません**。体重60キログラムの人なら、運動していても1日60グラムで足ります。

さらに女性の場合、男性よりも腎臓を悪くしやすい傾向にあります。腎臓が心配ならば、体重50キログラムに対し、30グラムを目安にしていいくらいです。

ところが、あるスポーツクラブで推奨しているプロテインを1日量飲めば、それだけで20グラムも摂取してしまいます。

こんなものはやめて、楽しく美味しい食事から、タンパク質を摂取しましょう。

## 患者さんの数値が示すプロテインの怖さ
### 自分の数値に、自分で責任を持つ

私がプロテインの危険性を指摘すると、スポーツクラブのトレーナーからは「腎臓が悪くない人は摂ってもいいでしょう」「プロテインは大豆や牛乳などからつくられているのだから安全なはず」と反論されます。

そこで、私はこう尋ねることにしています。**「その人の腎臓の状態を調べたのですか?」**と。繰り返しますが、成人人口の13%が慢性腎臓病なのです。本人が「健康診断で異常がありません」と申告しても、それだけでプロテインをすすめるのはやめてほしいし、何を材料につくられているにせよ、不自然な形で過剰摂取することの危険性にも気づいてほしいのです。

会社の健康診断で腎臓機能を見る指針となるのが、「血清クレアチニン値」というものです。しかし、血清クレアチニン値に異常が出たときには腎臓機能はかなり悪くなっており、腎不全という状態で、早ければ数年で人工透析になります。

大切なのは**「尿アルブミン値」**。この数値を追いかけていくことが腎臓のためには欠かせません。

160ページのグラフは、88歳になる私の女性の患者さんの検査データです。糖尿病であることから、すでに腎臓が少し悪くなっており、尿アルブミン値は正常値（上限18）を超えていました。それが、あるとき突然、223・3と大きく跳ね上がりました。

不思議に思った私が、「ずいぶん悪くなりましたね。何か心当たりはありますか」と聞くと、スポーツクラブに通い始めたというではありませんか。そして、トレーナーからすすめられるままにプロテインを飲んでいたのです。

もう一人、56歳の男性患者は、3・7だった尿アルブミン値が少しずつ悪化して17・7に上がりました。まだ正常値内とは言え、気になったので確認すると、やはりスポーツクラブですすめられたプロテインを飲んでいました。

どちらも、**すぐにやめてもらうと、尿アルブミン値は元に戻りました**。

私は、スポーツクラブのトレーナー批判をするつもりはありません。彼らは「それがお客さんのため」と信じてプロテインをすすめているのでしょう。おそらく、自らもプロテ

## 図2-8 プロテインが腎臓悪化の原因！

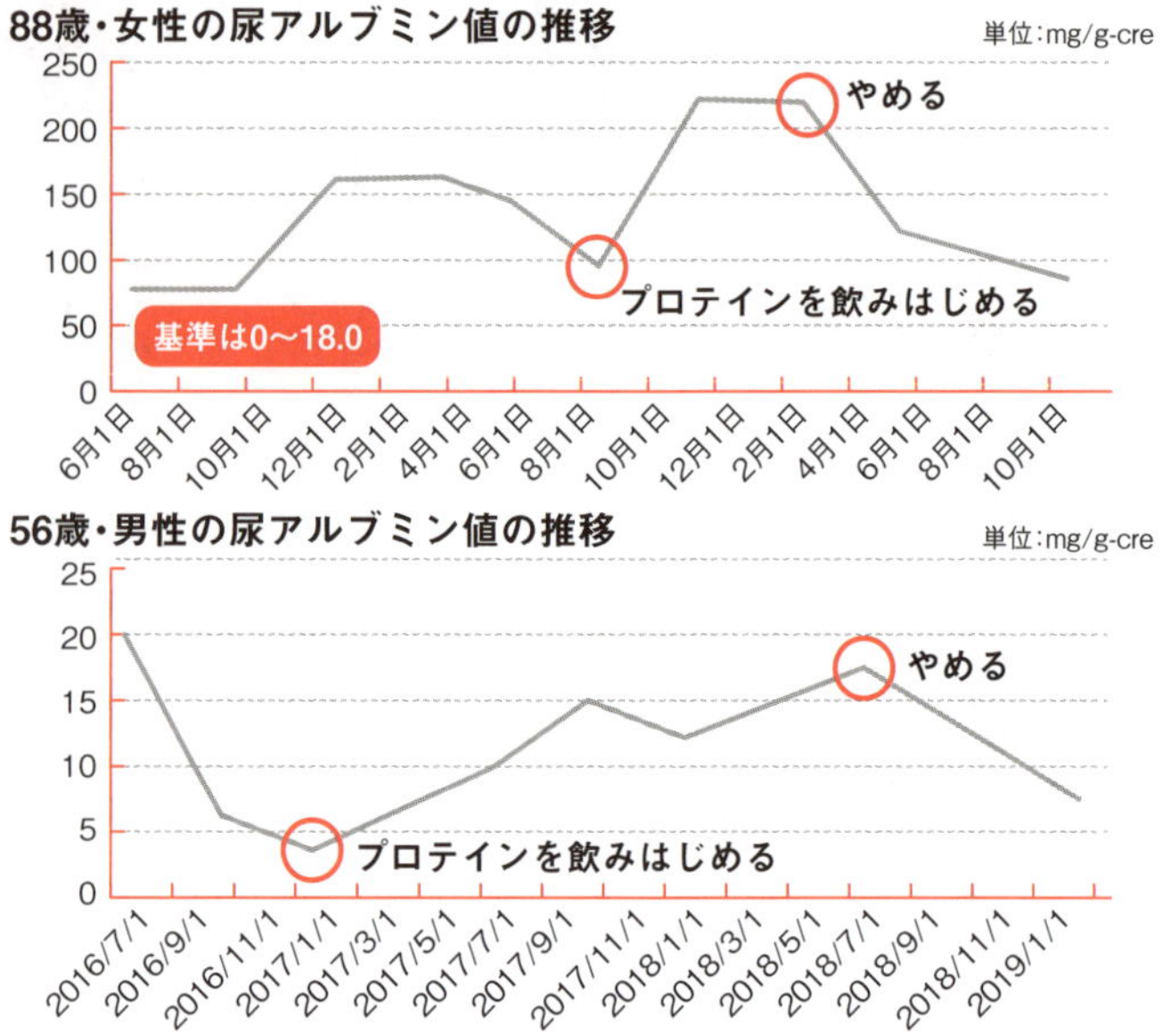


出所）AGE牧田クリニック

インを摂っているはずで、私は彼らの腎臓が心配です。

「スポーツをするときには、どうしてもプロテインを飲みたい」というなら、少なくとも、病院で尿アルブミン値か推算糸球体ろ過量（eGFR）を計測してからにしてください。このいずれかの検査を行わないと、腎臓が悪くなってきているかどうかはわかりません。毎年、検査を受け、悪化していないかチェックしてほしいところです。

第3章

# 人間のDNAにそった食材別の食べ方【実践編】

何をどう食べれば健康になれるのか？

肉・魚・卵・野菜・海藻・乳製品・豆・穀類・調味料……
毎日の食生活ですぐに取り入れたい
「効果的な食べ方」の工夫とは？

## 自然な食べ方が最強である

### 「全体食」だとビタミン摂取量は10倍

私たちは、現代社会で起きていることこそ「自分を取り巻くあるべき環境だ」と考えています。同様に、現代の食生活こそが「自分のために用意された最も適切なものだ」と思い込んでいます。

しかし、実際にはそうではないのです。

ネアンデルタール人が滅び、ホモサピエンスが生き残ったのには、それなりの理由があるはずです。なかでも、食べていたものが生き延びるために適していたかどうかというのは大きいでしょう。

私たちのDNAに適合した食べ物は、おそらくホモサピエンスが誕生した時点で決定づけられていたのだと思います。

その頃の人類の食事について、ちょっと思いを馳せてみましょう。遠い先祖は何を食べていたのでしょうか。

日本人であれ、ヨーロッパやアフリカの人であれ、農業というものがない時代には、狩猟と採集で食物を調達していたことは明らかです。

日本人が古来食べていたものというと「米」を思い浮かべる人が多いでしょうが、白米を食べる習慣など私たちの遠い祖先にはありませんでした。

序章で紹介したW・A・プライス博士は、『食生活と身体の退化』をまとめるにあたり、世界中をまわりつつ、文明から孤立して生きる集団と近代化された生活を送る集団を比較しています。

山岳民族なのか海辺で暮らしているのか、植物がたくさん茂っているのか荒れ地なのかといった条件によって食べているものの内容自体は違っていますが、すべての孤立集団に共通していたのが、自然のままの「全体食」を摂っていることでした。

彼らは、肉ならば脂肪も骨髄も生殖器も残すところなく全部を、魚も頭から尻尾まで全部を食べるということをしています。

結果的に、近代的生活を送る集団よりも、ビタミンAやビタミンDを10倍も多く摂っていることがわかりました。さらには、ビタミンC、ビタミンB群、マグネシウムなどのミネラル摂取量もはるかに多かったのです。

## 狩猟採集生活者が食べているもの

### 動物しか食べないのに超健康なイヌイット

2002年の『*European Journal of Clinical Nutrition*』に、今日もなお狩猟・採集を中心に暮らしている民族に関する研究結果が掲載されています。[*47]

その研究では、229の集団を調査していますが、5集団はほぼ狩猟と漁業だけで暮らしていました。

彼らが三大栄養素からエネルギーをどういう割合で摂っているかを調べた結果、平均して、炭水化物から22〜40%、タンパク質から19〜35%、脂質から28〜58%という数字になりました。

そして、彼ら狩猟採集民族は脂質の多い肉中心の生活を送っているのに、**動脈硬化が進まず、心疾患や脳卒中が非常に少ないことがわかっています。**

驚くことに、グリーンランドのイヌイットは必要エネルギーの96%を、アラスカのイヌイットは99％を動物から摂っています。

そのほか、オーストラリアとその周辺地域の先住民であるアボリジニも必要エネルギーの77％を動物から摂っています。

彼らは、運動量が豊富でストレスが少ない生活を送っていることが考えられ、それが健康に寄与していることは間違いありません。しかしながら、そうしたことを差し引いても、看過できない数字です。

前章で紹介した厚生労働省の基準を思い出してください。必要なエネルギーを、炭水化物50〜65％、脂質20〜30％、タンパク質13〜20％で摂るように推奨されているのでしたね。でも、日本人はもっと炭水化物を減らし、肉類を食べていいのです。

## 手を加えないほどいい
## 「超加工食品」ががんを誘発する

遠い祖先の食事を考えると、食べ物にはあまり手を加えないほうがいいはずです。実際に、同じ素材でも、強い熱を加えるほど老化促進物質であるＡＧＥが増えることがわかっています。

もちろん、生の肉や魚に火を通せば人体に有害な虫を駆除できるし、美味しく味付けをすれば食事そのものが楽しくなります。そういう手の加え方まで否定するものではありません。しかし、それ以上のことは必要ありません。

先に私は、プロテインの摂取に警鐘を鳴らしました。私たちの祖先は、魚や肉、木の実などからタンパク質を摂っており、粉末のプロテインなど口にしてはいません。私たちの体は、そういうものを受け入れることを前提にできていないのです。

最近、**「超加工食品（Ultra Processed Foods）」**が健康に与える害についての研究が増えています。超加工食品とは、菓子パン、スナック菓子、カップ麺、冷凍ピザなど、とくに加工の度合いが高い食品のことを指します。

パリ第13大学は、10万人以上を２００９年から追跡した結果、**超加工食品の摂取量が多いほどがんにかかりやすい**ことを突き止めています。[*48]

こうしたことからも、健康で長生きするための食事のヒントは、自然に暮らしていた遠い祖先、おそらく縄文時代の人々が握っていると言えるでしょう。

## 寿命は遺伝より「食事」と「環境」で決まる

### 正しい食事はDNAの長寿スイッチをオンにする

今「エピジェネティクス（Epigenetics）」という研究分野が、科学・医療関係者の間で注目を集めています。「epi（後の）」と「genetics（遺伝学）」を合わせた造語で、日本では「後遺伝学」などと訳されています。[*49]

エピジェネティクスに関する研究は、私たちが摂るべき食事について、深い示唆を与えてくれています。少しややこしい話になりますが、細かい名称などは無視していいので、全体の流れだけつかんでください。

エピジェネティクスには、**「DNAのメチル化」**という現象が大きく関わっています。

DNAのメチル化とは、細胞中のDNAのある配列（主にCpGアイランド配列）の炭素原子にメチル基がくっついて化学反応を起こすことです。

もっとも、こんなことまで理解する必要はありません。要するに、母親の胎内で最初に与えられた私たちのＤＮＡには、後からメチル化という化学反応が起きるのだと思ってください。

この化学反応は、とても重要な役割を担っています。ＤＮＡがメチル化することによって、その部位で必要のない遺伝子が働かないように抑制されるのです。

おかげで私たちは、全身の細胞に組み込まれた遺伝子自体はどれも同じなのに、目や鼻やさまざまな臓器を形づくることができています。

ただ、ＤＮＡのメチル化が正しく行われていればいいのですが、異常が出ると問題が起きます。抑制しなければならない遺伝子を抑制できず、がんをはじめとしたさまざまな病気を引き起こすことになります。また老化にも大きく関与します。

ＤＮＡのメチル化に異常を来す要因としては、**加齢など動かしがたい内因子と、化学物質や喫煙に代表される外因子があります**。

２０１７年、『*AGING*』という学術誌に、この内因子と外因子に生活習慣がどのように関与するかを調査した大変に興味深い研究論文が掲載されました。[*50]

その研究では、食事内容、身体の状態、ライフスタイルについて、いくつかの要素に分け、それらがＤＮＡのメチル化に異常を来す内因子と外因子に与える影響を、ＤＮＡメチル化を調べることで分析しています。

## 図3-1 寿命は遺伝より食事と生活習慣で決まる

### 内因子への好影響

・鶏肉

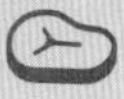

### 外因子への好影響

・魚

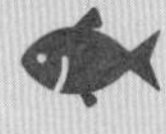

・果物や野菜

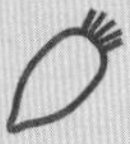

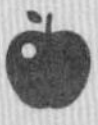

・適量のアルコール

・教育と収入

・運動

### 内因子・外因子に共通の影響

・インスリンと血糖値の上昇は悪影響を与える

・慢性の炎症は悪影響を与える

・肥満は悪影響を与える

・中性脂肪の上昇は悪影響を与える

・高血圧は悪影響を与える

・HDL（善玉）コレステロールは好影響を与える

出所）Aging (Albany NY). 2017 Feb; 9(2): 419-446.

その結果、食べ物で注目したいのは、なんと言っても**鶏肉**です。内因子に唯一良い影響を与えています。

外因子に対しては、**魚や野菜**の摂取が効果的なことがわかりました。ただし、トマトに多いとされるリコピンは意味がないようです。

血液検査の数値や肥満度が示す全身状態は、内因子と外因子ともに、同じような影響を受けているのがわかります。ただし、面白いことに、長く悪者とされてきた**ＬＤＬ（悪玉）コレステロールはほとんど影響していません**。

実際の論文には、非常に専門的な表が示されているのですが、わかりにくいので論文のポイントを１６９ページにまとめておきました。参考にしてください。

# 実践する前に知っておく「五大栄養素」の働き

## 正しい食事は「正しい知識」から

さて、ずいぶん難しい話をしてしまいました。でも、健康的な食事について最新の情報を求めている本書の読者の皆様にとっては、なかなか興味深い内容だったことでしょう。

ここからは、さまざまな食材について、少しでも体にいい食べ方を紹介していきます。

しかし、大事なのは細かいことではありません。

医学的に正しい食事の基本を押さえ、その上で自分なりにアレンジしていけるリテラシーが求められているのだということを忘れないでください。

そのために、もう一度、「三大栄養素に**ビタミン**と**ミネラル**を加えた五大栄養素の基本的な働き」についておさらいしておきましょう。

三大栄養素は、**糖質**、**脂質**、**タンパク質**でしたね。

直接的なエネルギー源である糖質は、生きるために不可欠ではありますが、現代人は摂り過ぎています。より健康になりたいなら、**「今よりも減らす」**ということを心がけていきましょう。

具体的には、ご飯やパン、麺類、甘い菓子や飲み物などを減らします。

逆に、脂質は「今よりも増やす」を目安にしてください。何度も述べているように、脂質の摂取が原因で太るというのは間違った認識です。脂質には、細胞膜の原料となるなど人体にとって非常に重要な働きがあるので不足させてはいけません。

ただし、重要な働きをする栄養素であるだけに、**その質にはこだわりましょう**。酸化した古い油はもってのほか。ベストなのは、**エキストラバージンオリーブオイル**です。

タンパク質は筋肉や骨など体をつくる栄養素です。**肉、魚、卵、大豆製品などに多く含まれます**。こうした食品から摂るべきであって、プロテインに頼ってはいけません。

ビタミンやミネラルには**体の生理機能を整える働き**があります。三大栄養素が足りていても、ビタミンやミネラルが不足すれば、不眠や便秘、精神の不安定といった、さまざまな不具合が起きます。

また、ビタミンAが欠乏すれば暗いところでものが見えにくくなるなど、体の器官がうまく機能しなくなります。

ビタミンには、過剰に摂取しても尿に排出されてしまう水溶性のもの（ビタミンB群やC）と、排出されない脂溶性のものがあります。脂溶性であるビタミンA、D、E、Kについては「過剰症」に気をつける必要がありますが、食品から摂っている分には、足りないことはあっても摂り過ぎにはなりません。

いずれにしろ、「ビタミン＝フルーツ」と決めつけてはいけません。ビタミン摂取を果物頼みにしていれば、糖質を摂り過ぎます。

**ビタミンは、肉や魚、野菜にも多く含まれます。**

ただし、食品に含まれるビタミンは、熱を加えると減少してしまう傾向にあるため、**新**

鮮な野菜を生で食べるといった工夫も必要です。

ミネラルは「無機質」とも言われ、代表的なものとして、カリウム、カルシウム、マグネシウム、リン、亜鉛、鉄、銅などがあります。

これらミネラルは、大雑把に言って、魚介類や海藻、野菜などを積極的に食べることによって理想値に近い分量が摂取できると考えていいでしょう。

つまり、ビタミンやミネラルを不足なく摂っていくためにも、炭水化物の量を減らし、おかず類を増やしていくべきなのです。

# 肉類

## 1 肉はできるだけ「鶏」を食べる
### 牛肉と加工肉は大腸がんの原因と考えていい

これまで紹介してきたいくつかのデータが示すように、肉の飽和脂肪酸を怖がる必要はなく、むしろ心疾患や脳卒中を予防してくれるということがわかってきました。

しかし、肉を食べるときに気になるのが**大腸がんのリスク**です。今、日本人に大腸がんが激増しており、部位別がん死亡率は、男性で3位、女性はトップです。

左のページにあるのは、国立がん研究センターの研究チームが日本人の食肉摂取量と大腸がんの発症率について調べた論文から引き出したデータです。[*51]

男性と女性で、1日に平均して肉をどのくらい食べるかによって、それぞれ5つの群に分けています。最も食べる群でも、男性1日平均127グラム、女性115グラムです。

注目してほしいのは、肉の種類による変化です。**牛肉と加工肉が大腸がんの発症に大きく関わっている**ことがわかるでしょう。

## 図3-2 牛、豚、鶏肉の食べる量と大腸がんの関係

150gの牛肉ステーキを月に2回OK！

### 男性

**大腸がん** 481例、直腸がん233例の調査

| | | 肉の摂取量 | 牛肉 | がんのリスク | 豚肉 | がんのリスク | 加工肉 | がんのリスク | 鶏肉 | がんのリスク |
|---|---|---|---|---|---|---|---|---|---|---|
| 少 | 1グループ | 20g | 4g | 1(基準) | 8g | 1(基準) | 2g | 1(基準) | 5g | 1(基準) |
| ↕ | 2グループ | 39g | 9g | 0.88 | 18g | 0.94 | 4g | 1.11 | 8g | 0.99 |
| | 3グループ | 56g | 13g | 1.23 | 26g | 0.89 | 6g | 0.91 | 10g | 1.13 |
| | 4グループ | 77g | 19g | 1.35 | 37g | 1.01 | 8g | 1.05 | 11g | 1.06 |
| 多 | 5グループ | 127g | 31g | 1.15 | 67g | 1.06 | 13g | 1.27 | 14g | 1.11 |

90gの牛肉ステーキを月に1回だけOK！

鶏肉は制限なく食べてもOK！

### 女性

**大腸がん** 307例、直腸がん124例の調査

| | | 肉の摂取量 | 牛肉 | がんのリスク | 豚肉 | がんのリスク | 加工肉 | がんのリスク | 鶏肉 | がんのリスク |
|---|---|---|---|---|---|---|---|---|---|---|
| 少 | 1グループ | 17g | 3g | 1(基準) | 8g | 1(基準) | 2g | 1(基準) | 5g | 1(基準) |
| ↕ | 2グループ | 36g | 7g | 1.37 | 18g | 0.92 | 4g | 1.26 | 7g | 0.9 |
| | 3グループ | 52g | 10g | 1.31 | 26g | 1.04 | 6g | 1.1 | 9g | 1.26 |
| | 4グループ | 71g | 15g | 1.26 | 36g | 0.81 | 8g | 1.12 | 10g | 0.83 |
| 多 | 5グループ | 115g | 24g | 1.62 | 65g | 1.42 | 12g | 1.19 | 12g | 1.01 |

（注）個別の肉の摂取量は各グループの1日あたりの平均値。「がんのリスク」は相対リスク
出所）Asia Pac J Clin Nutr. 2011年20巻603-612ページより作成

とくに、女性は顕著で、グループ5の最も食べる群では、大腸がんのリスクは1・62倍と明らかに高くなります。女性の場合、牛肉に関してはグループ1の最も少ない量に合わせるくらいが理想。グループ1では牛肉は1日3グラムしか摂っていません。つまり1カ月に1回、良質の牛ステーキを90グラムほど食べるくらいが安心というわけです。

男性は、グループ2（1日9グラム）まではリスクが上がっていないので、それに合わせ、1カ月に2回、150グラム弱のステーキを食べていいということになります。

もちろん、「それでは全然、肉が足りない」という声があがるのはわかっています。

そこで、鶏肉を見てください。どのグループにおいても、**男女ともにほとんど大腸がん発症率は変わりません**。それに、前述したエピジェネティクスの研究でも、鶏肉がいいという報告がありました。今のところ、鶏肉は、制限なしに食べていいと言えそうです。

豚肉の場合、男性はほとんど影響はありません。女性はグループ5のみ高くなっていますから、グループ4の段階で留めておくといいでしょう。グループ4は1日平均36グラムですから、1カ月に1キロ食べてOKです。4日に1回150グラム弱ずつ食べられる計算です。

なお、加工肉については、この調査結果にかかわらずおすすめできません。女性はゼロ。男性でも亜硝酸塩が使われていないものに限って1日8グラム以下に留めましょう。

肉類

## 2 魚と鶏肉を交互に、牛肉は月に一度のご馳走とする

### 「焼く・揚げる」を避けて「蒸す・煮る」調理を

肉の食べ方について、私は以下のような結論に達しています。

魚が体にいいのも確かなことですので、**魚と交互に肉を食べ、しかも鶏肉を多く、豚肉はほどほど、牛肉はたまに**、というサイクルを組むのです。

具体的には、「魚・鶏・魚・鶏・魚・豚・魚・鶏・魚・鶏・魚・豚・魚・鶏・魚・鶏・魚・牛・魚……」という感じでしょう。

その上で、老化促進物質であるＡＧＥをあまり増やさないことを意識し、調理法にも工夫してみましょう。

ＡＧＥは高温で調理するほど増えます。フライドチキンではなく蒸し鶏や煮る料理を、トンカツではなく豚しゃぶというように、同じ素材でも調理法を工夫するだけで健康への影響が変わってきます。

## 図3-3 魚と鶏肉を交互に、牛肉は月１回

**理想的なローテーション**

| | | | | | | |
|---|---|---|---|---|---|---|
| 魚 | 鶏肉 | 魚 | 鶏肉 | 魚 | 魚 | 豚肉 |
| 魚 | 鶏肉 | 魚 | 鶏肉 | 魚 | 魚 | 豚肉 |
| 魚 | 鶏肉 | 魚 | 鶏肉 | 魚 | 魚 | 牛肉 |

**（１）健康的なローテーションをキッチリ守る場合**

| 日 | 月 | 火 | 水 | 木 | 金 | 土 |
|---|---|---|---|---|---|---|
| 魚 | 鶏肉 | 魚 | 鶏肉 | 魚 | 豚肉 | 魚 |
| 鶏肉 | 魚 | 鶏肉 | 魚 | 豚肉 | 魚 | 鶏肉 |
| 魚 | 鶏肉 | 魚 | 牛肉 | 魚 | 鶏肉 | 魚 |
| 鶏肉 | 魚 | 豚肉 | 魚 | 鶏肉 | 魚 | 鶏肉 |
| 魚 | 豚肉 | 魚 | | | | |

**（２）豚肉は日曜、牛肉は最終週の日曜だけ、のわかりやすいパターン**

<table>
<tr><th>日</th><th>月</th><th>火</th><th>水</th><th>木</th><th>金</th><th>土</th></tr>
<tr><td>豚肉</td><td colspan="6" rowspan="4">魚or鶏肉</td></tr>
<tr><td>豚肉</td></tr>
<tr><td>豚肉</td></tr>
<tr><td>牛肉</td></tr>
</table>

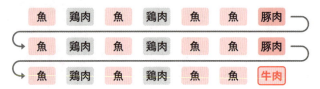

## 3 アメリカ産をできるだけ避ける
### 牛肉だけが大腸がんを有意に増やしている謎

肉類

いくら私が鶏肉をすすめても「とにかく牛肉が好き」という人も多いでしょう。

そんな人に気をつけてほしいのが産地です。スーパーで買うときには、できればアメリカ産は避けましょう。

アメリカでは、早く大きくなるように牛に肥育ホルモン剤を与えている可能性があります。しかも、狭い牛舎で病気に感染しないように抗生物質も与えていると言われています（95ページ参照）。

いずれも国の定めた安全基準があって、「それを守っているのだから安全だ」と主張する人もいますが、前述したように**牛肉だけが大腸がんを有意に増やしている**のは、何かしらの原因があると考えたほうがいいでしょう。

私は、牛肉そのものが悪いのではなく、むしろ牛の成育環境に問題があるのだと考えています。

また、最近、世界中で激増している**前立腺がんや乳がんの発症**にも、無縁とは言い切れません。乳房や前立腺は、エストロゲンやテストステロンなど、性ホルモンが関係している器官です。本来であれば自然に育ったはずの牛に、不自然な形で投与されている肥育ホルモン剤が、なんらかの形で人の性ホルモンに影響を与えている可能性は否定できません。

なお、アメリカ産と並んで輸入量が多いオーストラリア産の牛肉は、日本向けについては輸入会社が肥育ホルモン剤を使用していない牛の肉を指定しているケースが多いようです。

しかし、これから貿易の自由化は進む一方ですから、産地の飼育環境について把握する能力も必要になってくるかもしれません。

**牛肉は産地に気を配った上で、調理法にこだわりましょう。**ＡＧＥを増やさないことを考えたら、ステーキの場合ウェルダンよりはレアを、鍋ならすき焼きよりもしゃぶしゃぶがおすすめです。

また、調理前に酢に漬けておくことでもＡＧＥは減らせます。

# 4 肉はいろいろな部位を食べる

## 原住民が知っている内臓肉の健康効果

肉類

野生の肉食動物は、獲物を仕留めるとまずはらわたから食べます。

プライス博士が研究して回った、隔絶された地域で暮らす原住民たちも同様です。彼らは、たとえばイノシシを仕留めたら、肝臓や卵巣、骨髄などを優先して食べ、最後にようやく、ももや背などの肉を食べます。しかも、たいてい、そうした普通の肉は余るので家畜に与えています。おそらく、内臓に含まれるミネラルやビタミンなどの微量元素が、彼らの健康維持に役立っているのでしょう。

これにならえば、**肉はいろいろな部位を食べたほうがいい**ということになります。

焼き鳥屋に行けば、正肉や手羽だけでなく、レバー、ハツ、砂肝などの内臓を注文する人は多いはずです。それは理にかなった健康的な選択と言えます。家族で鍋料理を囲むようなときには、これまで買わなかった内臓肉なども使ってみるといいでしょう。

魚介類

# 5 「青魚」を毎日食べる

## サバ、アジ、サンマ、イワシ等の摂取はがんのリスクを下げる

魚を多く食べている人は、自動的にオメガ3系の油であるEPAとDHAの摂取も増えます。EPAやDHAの摂取が多い人は、少ない人に比べて**動脈硬化のリスクもがんのリスクも下がり、長寿傾向にある**ことがわかっています。

日本人が欧米の人々に比べて心筋梗塞が少ないのは、魚と大豆製品の多食によるものと思われます。

EPAやDHAは、**とくにサバ、アジ、サンマなど青魚に豊富に含まれています**。1日に青魚を50グラムは食べたいところです。

ちなみに、サンマ1尾は約120グラムです。サンマの塩焼き（塩は少なめに振ってください）を内臓ごと1尾食べたら、かなり理想的です。

## 6 カルシウムを摂るなら牛乳より「小魚」

### イワシ、サケ、マグロ、カツオ、鰻のすごいパワー

魚介類

イワシ（丸干しのマイワシ）には85グラム中に370ミリグラムものカルシウムが含まれています。ビタミンDも含まれているのでカルシウムが吸収しやすく、骨粗しょう症が心配な人には牛乳よりもおすすめです。

サケには、EPAやDHAに加え、抗老化物質の**アスタキサンチン**が豊富です。

また、マグロやカツオのような回遊魚には、疲労回復効果のある**カルノシン**が多く、かつEPAやDHAも含まれます。日本人の「マグロ好き」は捨てたものではないのです。

こうしたことから、魚については**「青魚が最もいいが、どんなものでも積極的に食べていい」**と考えてください。

ただし、干物には注意が必要です。干物にすることで魚に含まれる脂質が酸化します。古くなるほど酸化が進みますから、購入したら早めに食べましょう。

## 7 魚介はできるだけ「丸ごと食べる」

### 「フライ・天ぷら」より「刺身・煮付け」を選ぶ

魚介類

食材は高熱で調理するとAGEという老化促進物質ができます。ですから、魚はできるだけ刺身で食べましょう。

火を通すなら、揚げたり炒めたりするよりは、**蒸したり茹でたりという調理法を選ぶ**といいでしょう。

また、豆アジのような小さな魚は、**頭も尾もまるごと食べましょう**。素揚げにすれば骨まで軟らかくなります。それを酢とオリーブオイルでマリネにしてもいいでしょう。

シラスを乾燥させた「じゃこ」も、丸ごとばりばり食べてください。じゃこにはイワシなどと同様に、豊富なカルシウムと、カルシウムを吸収するために必要なビタミンDも含まれています。

私の患者さんにも、じゃこを食べることで骨密度の検査値が改善されたケースが結構見受けられます。

かつて、おばあちゃんたちが孫に言っていた「骨を強くするためにじゃこを食べなさい」というのは正しいのです。

このように、魚は体にいいのですが、1935年から1971年にかけて日本全国の990以上の村々を調査した医学博士の故近藤正二氏の調査では、**「魚ばかりで野菜が少ない村は短命」**と報告されています。[*52]

哺乳類である人間は、魚だけでは栄養分（おそらくビタミンとミネラル）に偏りができるので、それを補う野菜が必要なのだと思います。

魚と野菜を一緒に摂れたら、なお理想的でしょう。

8
# サバ・サケの缶詰を上手に利用する
## それでも味噌煮・甘露煮・蒲焼きには注意

魚介類

加工した食品は基本的にすすめませんが、魚の缶詰は食べていいでしょう。

カルシウムが豊富な**サケの中骨缶詰**もいいですし、EPAやDHAを含む**サバの水煮やツナ**もおすすめです。

同じ缶詰でも、**甘露煮や味噌煮など味付けされたものを避ける**ようにしてください。そこには、かなりの量の砂糖と塩が使われています。ちょっとお酒のつまみがほしいとき、イワシの蒲焼き缶詰ではなく、オイルサーディンを選ぶという小さな習慣が大事なのです。

なお、缶詰の油を切って捨てている人が多いと思いますが、サバやツナなどの場合、油にEPAやDHAが溶け込んでいます。捨ててしまうのはもったいないですから、そのまま使いましょう。油を捨てる人は、おそらく「太りそうだから」と考えているのだと思いますが、太るのは脂質が原因ではなく糖質が原因です。

魚介類

# 9 貝から「マグネシウム」を効果的に摂る

## 太古から人類が摂取してきた安心食材

貝類には、骨をつくるのに必須の成分であるマグネシウムが多く含まれます。**マグネシウムは糖尿病予防にも重要だ**ということが最近の研究でわかってきています。[*53]

厚生労働省が推奨している成人の1日のマグネシウム摂取量は、男性で320～370ミリグラム、女性で270～290ミリグラムとなっています。

貝殻を除いた生の状態100グラム中に含まれるマグネシウムは、アサリ100ミリグラム、ハマグリ81ミリグラム、カキ74ミリグラム、ホッキ貝75ミリグラム、ツブ貝92ミリグラム、バイ貝84ミリグラムです。

ただし、海の中にいた貝類には塩分が多く含まれています。**料理する前にしっかり塩抜きしてください。**それが面倒であれば、アサリの水煮缶詰などを利用するのもいいでしょう。なお、ミネラルは加熱しても失われません。

## 10 卵は「ちゃんと食べる」ほうがいい
### 実は栄養満点のまれに見る優秀な食材

コレステロール含有量が多い食品の代表が卵です。そのため、とくにコレステロール値が高くなりがちな閉経後の女性には、これまでずっと「卵は食べないように」という指導がなされてきました。

ところが、アメリカ・テキサス大学のマイケル・ブラウンとジョーゼフ・ゴールドスタインの両氏が「コレステロールは肝臓でつくられている」ということを発見し、それまでの通説はひっくり返りました。

卵には、ビタミンAやビタミンD、マグネシウムのほか、コリン、メチオニン、リゾチームなど優れた成分が多く含まれています。コリンは脳を活性化する作用が、メチオニンには抗酸化作用があり、**老化の抑制が期待されます**。また、リゾチームは風邪薬の「塩化リゾチーム配合」で知られる成分で、**細菌などをやっつける効果があります**。

このように、卵はまれに見る優秀な食品で、1日2〜3個までなら、むしろ「ちゃんと食べたほうがいい」のです。

食べ方としては、**ほかの食材と同様に「生」がベスト**。諸外国では生卵はほとんど食されず、日本人は非常にレアな存在と言えます。それだけ、日本の卵が衛生面でも信頼に値するということですから、その恩恵を受けましょう。大根おろしやシラスなどと混ぜても美味しく食べられます。

ただし、鶏の成育環境にはこだわったほうがいいでしょう。狭い鶏舎に閉じ込められて化学的なエサを与えられている鶏の卵は、価格は安いですが殻も脆くなっています。それだけ、栄養価も低くなっているはずです。

品質のいい卵としては、白身が盛り上がっているとか、黄身に張りがあるとか、いろいろ言われています。しかし、スーパーで実際に割ってみるわけにはいきません。

そうしたなかで、**価格は一つの目安になるでしょう**。たとえば、オーガニック飼料で育てられている鶏の卵は6個入りで700円ほどします。安売りの卵の約10倍の値段です。

そこまで高価でなくとも、売っているなかの「やや高め」を選んではどうでしょう。高いと言っても卵はもともと経済的にも優秀な食品です。

なお、殻が白いものは茶色いものに劣るというわけではなく、あくまで品種の違いです。

## 11 魚卵は着色料の添加に注意する

### 痛風はプリン体より体質が関係する

卵・魚卵

尿酸値が高い人は、プリン体を多く含むイクラやタラコなどの魚卵を控えるように指導されます。

しかし、尿酸値はコレステロール値と同様、食事による部分よりも、体質的なものが大きいのです。

私の患者さんもそうですが、もともとプリン体をたくさんつくり出しやすい人がいて、食べ物に気をつけていても、尿酸値はなかなか下がりません。逆に普通に魚卵を食べているのに尿酸値が正常値下限より大幅に低い人もいます。つまりコレステロール値と同じく、**生まれつきの体質が大きい**のです。

痛風発作が怖ければ治療を受ければいいのであって、好きな魚卵を我慢する必要はありません。

魚卵製品で気をつけたいのは、むしろ添加物です。明太子など赤い色をはっきり出すために、**亜硝酸ナトリウム**が使用されているケースが多くあります。さらに塩もたっぷり使われています。

実は、この組み合わせは最悪で、強い塩分で胃粘膜が荒れているところに亜硝酸ナトリウムが作用すると、発がんを促進するのではないかと見られているのです。実際に、国立がん研究センターの疫学調査で、**塩蔵魚卵を頻繁に食べる人は胃がんの発症率が高い**ことがわかっています。

塩蔵魚卵の摂取頻度を「ほとんど食べない」「週1～2日」「週3～4日」「ほとんど毎日」の4つのグループに分けて調べた結果、男性の場合「ほとんど食べない」グループと比較して、「週1～2日」は1・58倍、「週3～4日」は2・18倍、「ほとんど毎日」は2・44倍も胃がんにかかりやすいという結果が出たそうです[*54]。

表示をしっかり見て、亜硝酸ナトリウムが使われていないことを確かめた上で、塩分を摂り過ぎないよう、ほどほどに食べるに留めておきましょう。

## 野菜

# 12 野菜は1日350グラムを食べる

## 野菜は体を整え、快調に動かす「潤滑油」

先に述べたエピジェネティクスの研究でも、野菜に含まれるさまざまな成分が健康にいい効果をもたらしていることがわかりました。

そもそも、なぜ野菜は体にいいのでしょうか。

野菜には、五大栄養素のうちのビタミンとミネラル、そして食物繊維が多く含まれています。前述した通り、**ビタミンやミネラルは私たちの体の生理機能を整えてくれます**。

いくら、立派な筋肉や内臓があっても、それらが快調に動いてくれなくては健康に過ごせません。ビタミンやミネラルが豊富な野菜を食べることで、私たちの体は**潤滑油で潤ったような状態**になると考えていいでしょう。

また、食物繊維の働きも見逃せません。

食物繊維は炭水化物の一種に分類されますが、**ブドウ糖に分解されることはなく大腸ま**

**で届きます**。そして、便の量を増やしたり、腸内細菌のエサとなって、腸の働きを整えたりしてくれます。

さらに食物繊維は10〜15倍の水を吸収することができ、便秘を改善し、腸の流動性を高め発がん物質の暴露が減少します。また、胃で消化を遅らせて血糖値の上昇を抑え、胆汁酸が増加し、再吸収を抑えLDLコレステロールを低下させます。[*55]

食物繊維は、セロリの筋のように「いかにも繊維」という形で存在しているのではありません。さまざまな野菜、**キノコや海藻、コンニャクなどにも多く含まれています**。

野菜の摂取量については、1日に350グラムが推奨されます。定食についてくる青菜のおひたしといった小鉢が、だいたい70グラムに相当します。野菜炒めや麻婆ナスなどをメインのおかずにしたらその倍くらいです。

ですから、**小鉢なら1日5つ**を、朝昼晩に振り分けて食べればいい計算です。

生野菜のサラダはビタミンが多く残るのでおすすめですが、おひたしにすれば量が食べられます。どちらも一長一短。上手に組み合わせて野菜をたっぷり摂ってください。

# 13 葉物野菜と果菜は「毎日」食べる

## 根菜類など糖質の多いものは控えめに

野菜

野菜には、大きく分けて、**葉物野菜**、**果菜**、**根菜**があります。

ほうれん草、小松菜に代表される「葉っぱ」が葉物野菜。なかでも、モロヘイヤのように色の濃い野菜はカリウムが多く、カリウムと引き換えにナトリウム（塩分）が排出されるため、**血圧を下げる効果があります**。

トマト、ナス、キュウリ、オクラ、ズッキーニなど、実の部分を食べる野菜を果菜と言います。果菜では、甘いトマトの食べ過ぎは避けてください。また、トマトもナスも皮はむかないこと。皮と身の間に栄養分が多く含まれているので、丸ごと全部食べましょう。

野菜類で注意が必要なのが根菜です。イモ類、カボチャ、レンコンなどは炭水化物が多いのでなるべく避けましょう。ときどき、ポテトサラダなどで根菜を食べて「野菜を食べた気になっている」人がいるのですが、それは炭水化物を食べただけの話です。

# 14 迷ったら「アブラナ科の野菜」を食べる

## アブラナ科の野菜は死亡リスクを下げる

野菜

最近の研究では、ブロッコリー、カリフラワー、カブ、大根、キャベツ、白菜、クレソン、ルッコラ、チンゲンサイなど「アブラナ科」の野菜に注目が集まっています。

これらの野菜に多く含まれる**スルフォラファン**という成分が**血糖値を下げる**ことを、スウェーデンのルンド大学のチームが突き止めています。[*56]

とくに、ブロッコリーの新芽である「ブロッコリースプラウト」にはスルフォラファンが多く、合併症の発症リスクを下げる効果があるため、２型糖尿病の治療にも使えるのではないかと考えられています。

また、国立がん研究センターが２０１７年に発表した研究結果によると、やはりアブラナ科の野菜をたくさん食べる男性は**肺がんが減る**ことがわかっています。しかしその効果は**タバコを吸っていない男性**だけで女性には関与しませんでした。

この論文によると、日本人を含めアジア人は欧米人よりもアブラナ科の野菜を多く摂っているそうです。日本人は1日59・8グラムだったのに対し、アメリカ人は22・6グラムと半分以下です。[*57]

さらに、喫煙率は2000年のデータで日本人男性は51・3％に対し、アメリカ人男性は27・7％となっています。

ということから、私は喫煙者が減れば、普段からアブラナ科の野菜を多く摂っている日本人男性の肺がん予防効果はもっと大きくなると推測しています。

野菜は調理法も大切で、**生野菜のほうがイソチオシアネート活性が高く保持されます**。1993年の日本人の研究で、**生のキャベツが肺がん予防に効果がある**と報告されています。[*58]

これらを総合するとアブラナ科の野菜、とくに生のキャベツをたくさん食べることが肺がん予防につながると言えます。

いずれにしても、アブラナ科の野菜は、スーパーで簡単に手に入るものばかり。「どんな野菜を食べたらいいか」と迷ったときの第一選択肢にしましょう。

# 15 付け合わせのパセリは残さない

## 「脇役野菜」こそ栄養面では主役だった！

野菜

前項でふれた「イソチオシアネート」という成分について、もう少し説明しましょう。イソチオシアネートに関する研究はいろいろ行われており、国立がん研究センターなどの研究では、男性にはがん、女性には脳・心臓疾患の予防に効果があると報告されています。*59

イソチオシアネートは、「辛み成分」の一つです。アブラナ科の野菜自体にイソチオシアネートが含まれるのではなく、シニグリンという成分が分解されて生成されます。

たとえば、**大根おろし**はピリッとした辛みがありますが、大根のままではあまり辛くないですね。これは、おろすことによってシニグリンが分解されイソチオシアネートがたくさん生成されるからです。

最もシニグリンが多く含まれるのが**クレソン**。クレソンを噛んでいると辛みを感じるのは、イソチオシアネートが生成されているからです。

大根おろしもクレソンも、付け合わせの脇役として軽視されがちですが、こういうものをしっかり食べたほうがいいのです。脇役野菜の王様とも言える**パセリ**も、ビタミンC、E、Kなどを豊富に含むとても優秀な食品ですので、残さずに食べましょう。

ちなみに、イソチオシアネートは揮発性なので、加熱する料理や保存には向きません。**生のまま**、調理したらすぐに食べることで高い効果が得られます。

となると大根は、煮たりしないで**おろしで食べるのが一番**ということになりそうです。しかも、**おろしたてであることが大事**。食べる直前におろしましょう。

# 16 「旬のもの」を食べる
## 最も栄養を逃がさない食べ方

野菜

ハウス栽培が盛んになって、今はたいていの野菜が一年中食べられます。しかし、間違いなく言えるのは、**旬の野菜は栄養が豊富**だということです。たとえば、ほうれん草のビタミンC含有量で見ると、旬の冬にとれたものは、100グラム中60ミリグラムもあるのに、夏にとれたものだと100グラム中20ミリグラムと激減します。[*60]

だから、野菜はできるだけ旬のものを食べるのが賢い方法です。

もう一つ、調理法も大事です。ビタミンB群やCなどの水溶性のビタミンは加熱調理の過程で多くが失われます。とくに、茹でてしまうとお湯のなかに流れ出てしまうので、野菜を加熱するときは**茹でるよりも蒸すほうがいい**のです。

一時期「タジン鍋」というのが流行りましたね。あの器具は野菜の加熱調理には適しています。あるいは電子レンジで加熱するのもいいでしょう。

# 17 「有機無農薬」を食べる

## 野菜はお金をかけても費用対効果が高い

野菜

私は野菜はできる限り「有機無農薬」のものを食べています。現時点で農薬の害について確実に証明することはできません。しかし、私は「農薬は使っていないほうがいいだろう」と思っているからそうしています。

農業に従事している68歳の男性の患者さんが、「自分たちが食べるものは別の畑で無農薬でつくっていますよ。農家はみんなそうですよ。農薬は猛毒で、だから虫はつかないが当然人体にも害はあるでしょう」と言っていたことも理由の一つです。

その患者さんは農協の独自のシステムについても話してくれました。

「農協が農薬を販売しているので、大変な手間とお金をかけて無農薬でつくった野菜も一般と同じ価格でしか買ってくれません。そのため、無農薬野菜で生計を立てようと思ったら、自分たちで販売ルートを見つけなければならないから大変なんです」

だから、「本当は無農薬のほうがいい」と思っていても踏み切れないというのです。

さらに、最近は野菜などの種が問題になってきていて、種屋さんが**「種をつくらないF1種」**という野菜を開発しているそうです。種ができない野菜なら、農業従事者は毎回、新たに種を買わねばなりません。ここにも商売が存在します。

F1種に対し、従来の野菜は固定種と呼ばれていて、味は格段に固定種が美味しいそうです。F1種が健康にどのような影響があるかはまだ不明ですが、その危険性に警鐘を鳴らす本も出ています。[*61]

しかしながら、無農薬の野菜は高い。たとえば、ある日の小松菜の価格を見てみると、スーパーで売られている品は128円なのに対し、専門店の有機無農薬のものは348円もしました。その差220円です。この差額を払う価値があるかどうかは、人それぞれの考え方次第でしょう。

ただ、なんとなく買ってしまう缶コーヒーや清涼飲料水をやめて、その分のお金をこちらに回す価値は充分すぎるほどあると私は考えています。

とはいえ、「そもそも無農薬野菜を売っている店が近所にない」という人も多いはず。そのときには、失われてしまう栄養もありますが、**丁寧に水洗いする**といった手間をかけるようにします。お金と手間について、上手に配分していきましょう。

# 海藻

## 18 血圧が心配なら海藻を1日1パック食べる

### モズク、メカブで手軽にカリウム、マグネシウムを摂取する

２０１４年に発表されたＰＵＲＥ研究によると、塩分摂取が多いと、それに比例し血圧が上がる（塩分量が1グラム増えるごとに収縮期血圧が2・1上がる）ということがわかっています。さらに、塩分摂取が多いと死亡率が１・25倍、心血管疾患による死亡率が１・54倍、脳卒中による死亡率も１・29倍に上昇しました。

一方、**カリウム**摂取量はナトリウム（塩分）とまったく逆で、**たくさん摂った人の方が死亡率、心血管疾患死亡率、脳卒中死亡率ともに低下しました**[*62]。

いかに塩分の過剰摂取が寿命を縮め、さまざまな病気を引き起こすかについてはっきりと証明した研究です。

ワカメ、コンブ、モズクなどに代表される海藻類には、カリウムが多く含まれています。カリウムの多い食品を摂ると、代わりにナトリウムが排出されます。**普段から塩分を多く**

**摂りがちな人や血圧が心配な人は、海藻を積極的に食べましょう。**

また、海藻はマグネシウムも豊富で、骨粗しょう症や糖尿病予防にもいいことがわかっています。加えて、食物繊維もとても多く、腸内細菌のエサとなってくれます。

たとえば、生のワカメ100グラム中には、カリウム730ミリグラム、マグネシウム110ミリグラム、食物繊維3・6グラムが含まれます。乾物のコンブの場合、10グラム中に3・5グラムの食物繊維が含まれます。

スーパーで小さなパック入りで売られているモズクやメカブが、一つだいたい20グラムくらい入っています。これだけで、カリウムは150ミリグラム近く摂取できる計算になります。血圧が心配な人は、毎日1パックずつ食べるようにしてもいいでしょう。

ただし、塩蔵した海藻には塩分も多く含まれています。何度も水洗いするなど、**塩抜きはよくしておきましょう**。

より簡単に海藻を摂取するなら、乾燥タイプを用いるのもおすすめ。水につけるだけですぐに使えますし、スープなどにそのまま足してもOKです。

のりも優秀な海藻食品です。ただし、味のりや韓国のりなどは塩分や化学調味料が添加されているので、あえて食べる必要はありません。

# キノコ

## 19 キノコは丁寧に洗わない
### 近年注目を集めるビタミンDがとくに豊富

最近、ビタミンDに注目が集まっています。**ビタミンDの血中濃度が高い人は、肝臓がん、乳がん、卵巣がんなど、ほとんどのがんの発症率が低くなる**ことがわかっています。国立がん研究センターの研究では、がんの罹患率を20％以上下げるという嬉しい結果が一流医学雑誌『*BMJ*』に報告されています。*63

また、カルシウムの吸収にはビタミンDが必須なので、骨粗しょう症予防のためにも摂りたいところです。

ただ、ビタミンDを含む食べ物は少ないのですが、キノコはその例外です。とくにキクラゲにはビタミンDが豊富で、乾燥状態で１００グラム中に85・４マイクログラム、茹でても25・３マイクログラム含まれています。

ほかにも、**エリンギ、マイタケに多く含まれています**。

キノコ類は総じて食物繊維も多く、腸内環境を整えてくれます。また、カリウムも多く、その反面ナトリウムが少ないので血圧が心配な人も積極的に摂ってほしい食材です。

こうしたキノコの素晴らしい栄養素を、ざぶざぶ洗って落とさないようにしてください。石突きの部分を切り落とせば、だいたいの汚れは取れますから、**キノコ類を洗う必要はありません**。

一部、「なめこは洗ったほうが美味しくなる」などといった意見もありますが、栄養を考えたらキノコはそのまま調理するのがベストです。

食べ方としては、バターやオリーブオイルで炒めたり、ホイルに包んで蒸し焼きにするのもいいでしょう。

実は、鍋に入れるのは栄養素が溶け出てしまうのでもったいないのです。できれば「キノコ汁」にして、溶け出た栄養分も全部飲んでしまってください。

ちなみに、キノコは冷凍保存もできます。一度に使う量ずつ分けて冷凍しておいて、もっと手軽に頻繁に、優秀な健康食材であるキノコを食べましょう。

乳製品

# 20 牛乳はあえて飲まなくていい

## リスクが長年消えないものには理由がある

これまでふれてきたように、牛乳はいくつかの問題をはらんでいます。少なくとも、大腸がんや1型糖尿病の発症に関わっている可能性は否定できないと、私は感じています。「大腸内視鏡の実施数は日本一」と豪語するある胃腸科の先生は、「牛乳をたくさん飲んでいる人は大腸がんが多い」と断言しています。

また、私のような糖尿病専門医なら、**「北欧に1型糖尿病が多いのは乳製品の摂りすぎが原因だ」**とする説[*64]があることを知っています。患者の血液中に高率に1型糖尿病の原因となる自己抗体ができており、これが1型糖尿病の原因ではないかと推測されているのです。さらには、生後すぐに牛乳を摂取すると、この病気の発症頻度が高くなると発表されています。確定的なものではありませんが、1型糖尿病は1日に4回インスリンを打たなければならない病気なので、とても気になる話です。

しかし、プライス博士の研究でわかるように、加熱殺菌していない新鮮な牛乳をたくさん飲んで、長寿を実現している人々がいるのも事実です。ですから私は、牛や牛乳自体が悪者なのだとは思っていません。

牛乳は、**牛の飼育環境や製造方法によって、まったく違うものになる**と考えたほうがいいでしょう。放牧されて、牧草を食みながらストレスなく伸び伸びと育った牛から搾った乳を、できるだけ低温加熱（60度くらい）で処理したものなら、きっと健康にいいはずです。ただし、おそろしく高価ですし、簡単には入手できません。

単純に低温殺菌しただけの牛乳なら、有名メーカーでもつくっていますし、スーパーで1パック（1リットル）350円くらいで手に入ります。しかし、飼育状況にまでこだわったものとなると、一ケタ違ってきます。そうまでして、牛乳を飲む必要があるかということです。私だったら、そのお金は無農薬野菜を買うことに使います。

おそらく、多くの人たちが、子どもの頃から「牛乳は体にいいから飲みなさい」と言われて育ったことと思います。それが大人になった今でも抜けなくて、牛乳にこだわりすぎているのではないでしょうか。

「べつに、牛乳は飲まなくていいのだ」と**発想を変えてはどうでしょう**。私自身、豆乳を愛飲し、ほとんど牛乳は飲んでいませんが、何ら不都合は起きていません。

# 21 チーズは「ナチュラルチーズ」を選ぶ

## プロセスチーズは戦場で日持ちさせるためにつくられたもの

乳製品

100歳を超えて元気に働く長寿者が多いことで有名なイタリアのサルデーニャ地方では、羊や山羊のチーズが多食されています。チーズは良質のタンパク質、脂質、ビタミン、ミネラルが豊富で、古くから主にヨーロッパで食べられてきました。

仕事中に小腹が空いたときなど、おにぎりやスナック菓子の代わりにチーズを食べるといいでしょう。

ただし、ナチュラルチーズを選んでください。

私が幼い頃、チーズと言えば「プロセスチーズ」でした。

もともとプロセスチーズは、「戦場に赴《おもむ》くアメリカ兵のために、冷蔵せずに日持ちするチーズを」というニーズによってつくられました。**防腐処理をしたり、成分を改造したりする「プロセス」を経る**ことからその名がついたのです。

あらゆる食べ物について言えることですが、**「日持ちするから安心」というのは大きな間違いです**。安全なチーズは、どんどんカビが生えて当たり前。不自然に日持ちするプロセスチーズは、なるべく食べないでおきましょう。

今はデパ地下や高級スーパーに行けば、多種多様なナチュラルチーズが手に入ります。ナチュラルチーズの中では、チェダー、ゴーダ、パルミジャーノのような色の濃い熟成が進んだタイプはＡＧＥも塩分も多くなります。

その点、モッツァレラ、カッテージ、マスカルポーネなど、フレッシュで色が薄いタイプがおすすめです。

これらチーズは、サラダに加えたり肉や魚と調理したりとおかずにも利用できます。含まれる脂肪分が胃粘膜を保護してくれるので、ウイスキーなど強いお酒を飲むときのつまみにも最適です。

また、サルデーニャ地方の健康な高齢者は、羊や山羊のチーズを食べています。彼らを見ならってみるのもいいでしょう。

# 22 ヨーグルトは「食後に」食べる

## 健康効果は未知数だが食べ方にも工夫を

乳製品

第1章でもふれたように、多くの日本人が発酵食品に期待をかけ過ぎているように思います。その筆頭がヨーグルトです。

ヨーグルトは牛乳に乳酸菌や酵母を混ぜることで発酵させたものです。そのときに使う乳酸菌の違いによって、「○○に効く」とうたわれたいろいろな商品がスーパーに並んでいます。食品メーカーがこぞって研究し、新商品を出してくるわけですが、その効果がどれほどのものかについては、まだ何とも言えません。ヨーグルトは、一口に言って「よくわからない」世界なのです。

そうした状況にあって、私の立場で言えるのは**「必要以上に食べ過ぎない」**こと。砂糖が入っていない「プレーン」タイプを1日に100~200グラムで充分でしょう。「低脂肪」を強調したものをわざわざ選ぶ必要はありません。これまで何度も述べてきたように、脂肪摂取量を減らすことは、あなたの健康に寄与しません。

なお、ヨーグルトと一緒にオリゴ糖を摂ろうと工夫している人もいることでしょう。オリゴ糖は腸内のビフィズス菌のエサになるため、一緒に摂るとより効果的だからです。

しかし、オリゴ糖のほかに、蜂蜜やバナナを混ぜたら糖質量がアップしてしまいます。それよりも、**コンニャク**がおすすめです。コンニャクの主成分であるグルコマンナンは、体内で分解されてオリゴ糖になるのです。

「ヨーグルトにコンニャク?」と引かれそうですが、板コンニャクをそのまま使えというわけではありません。刺身用コンニャクをよく水洗いして一口大に切ったものを加えると、コンニャク独特の臭みもほとんど感じられずにゼリー感覚で食べられます。

また、ヨーグルトは**食後に食べるのがおすすめです**。空腹だと胃酸が強く働いて、いい菌を殺してしまうからです。

いずれにしても、自分に合ったヨーグルトは、CMが教えてくれるのではなく、自分で見つけるものです。しばらく食べ続けてみて、お腹の調子が良くなったということがあれば、そのヨーグルトには期待をかける価値があるでしょう。

ちなみに、私の患者さんのデータでは、カスピ海ヨーグルトを食べているとLDLコレステロール値が上がる傾向にあります。あの濃厚さが原因なのかもしれません。

# 23 パンはバターを塗ったほうが太りにくい

## 血糖値の上昇を抑える効果がある

乳製品

バターが健康に与える影響については、専門家の間で意見が分かれています。

しかし、本書で紹介してきたさまざまな研究結果からは、**肉の飽和脂肪酸は悪者ではないことがわかってきました**。ということは、動物性油脂であるバターも同じように考えていいはずです。

バターにはビタミンAも多く含まれますから、大さじ1杯（約10グラム）くらいの量なら、料理に使ったりパンにつけたりして、むしろ積極的に摂っていいでしょう。それによって血糖値の上昇を抑えてくれますし、太りにくくなります。

**ただし質が大事です。**乳製品に総じて言えることとして、いい環境で育った牛から得た乳を用いているかどうかにこだわりましょう。

ちなみに、私が購入したアメリカ製のバターのパッケージには「オーガニックの餌を食べ、成長ホルモン、抗生物質を投与されずに成長した牛から取れた牛乳を使用しております」と書いてあります。[*65]

つまり、逆に言えば「そうではないバターや牛乳、牛肉が出回っている」ということでしょう。

理想的なのは、放牧され牧草だけを食べて育った牛の乳からつくられた**「グラスフェッドバター」**です。値段が張るのが難点ですが、一部の高級食材店やデパ地下で売られています。ネットでも入手可能のようです。

# 豆類

## 24 甘く煮込まず日常的に食べる

### 世界中の長寿地域で食べられている健康食材

長寿地域で知られるイタリアのサルデーニャ島中部バルバギアでは、小さめの空豆が日常的に食べられています。豆類には総じて、**良質のタンパク質が豊富に含まれます**。また、抗酸化作用のある**ポリフェノール**や**ビタミンE**も多く含まれています。豆類は積極的に食べたい食材です。

大豆《だいず》、ひよこ豆、うずら豆、虎豆、金時豆など、乾物の豆もいろいろ売られています。水に戻すのが面倒なら水煮タイプを利用してもいいですから、どんどん料理に加えましょう。とくに大豆はカルシウムが豊富です。もちろん、サヤエンドウ、枝豆、空豆などが生で出回る時期には、それを使えばベストです。

高齢者の場合、豆類は甘く煮るものと思い込んでいるようですが、それでは糖質の摂り過ぎになります。サラダに入れたり肉や野菜と炒めたりいろいろ工夫してみてください。

# 25 大豆はとにかく最強食材

## 糖尿病の症状も劇的に改善させた「木綿豆腐×納豆」

豆類

豆腐などの大豆製品は、欠点が見つからない完璧な食材の一つです。

大豆には、各種ビタミンや食物繊維のほか、イソフラボン、レシチン、サポニンなどの抗酸化物質が豊富に含まれており、ＬＤＬコレステロールが酸化して変性コレステロールになることを防いでくれます。

大豆製品を多く食べる人は、**乳がんの発症率が低くなる**ことがわかっています。[*66]

また、**ダイエット効果もある**ようです。

ハーバード大学の栄養学部の教授が、１９８６年から２０１０年まで最長24年間にわたって、アメリカ人約13万人についての統計処理をし、さまざまな食材と体重の変化について調べた結果が『*PLOS MEDICINE*』に掲載されています。[*67]

それによると、いろいろな野菜（ジャガイモ、トウモロコシ、カリフラワー、葉物野菜、ブロッコリー、ほうれん草）やいろいろな果物と比較して、豆腐などの大豆製品をよく食べている人が最も大きなダイエット効果を示しました。

同研究では、野菜もダイエット効果が高いことがわかっており、また、ベリー類やリンゴ、ナシなどの果物も同様の効果を出しています。

しかし、それらをおいて、**圧倒的に大豆製品の効果が高いのです**。

今、チェーン展開している定食屋などでも、糖質制限食に理解を示すところが増えており、ご飯やパンの代わりに、豆腐を出してくれる店もあります。なかなかいいアイデアです。

私の患者さんでも、自宅ではご飯の代わりに豆腐を茶碗に盛り、そこに納豆をかけて食べているという人がいます。優秀な大豆のダブル効果が狙えます。

実際に、その患者さんは、**ヘモグロビンＡ１ｃ値**(注)**が劇的に改善されました**。

こういう食べ方には絹ごしよりも木綿が向いています。沖縄の島豆腐のように固いものなら、より食べ応えがあるでしょう。

ちなみに、健康食品として注目される「きなこ」は、煎った大豆を細かく砕いたものです。きなこを豆乳に溶いて飲めば、やはりダブルの効果が期待できます。ただし、砂糖を混ぜた甘いきなこはＮＧ。市販のきなこには、砂糖や塩で味がつけられたものも多いので、よく表示を見てください。

（注）直近の１～２カ月の血糖値の推移を知る数値で糖尿病の判別に用いる。（262ページ参照）

# 26 納豆は「夕食」に食べる

## 脳梗塞を防ぐちょっとした工夫

豆類

納豆が健康にいい食材であることは、多くの人が知っています。私自身、ほぼ毎日のように食べています。

発酵食品として優れた整腸効果などを示すだけでなく、納豆のネバネバに含まれるナットウキナーゼは、血栓の主成分であるフィブリンに働きかけ分解してくれます。そのため、脳梗塞などを予防する効果があります。

**ナットウキナーゼは、食べた後10〜12時間ほど効果があると言われているので、[*68]朝ではなく夜に食べるのがおすすめです。**というのも、脳梗塞を引き起こす血栓は深夜から朝にかけてできることが多いからです。

納豆に卵を混ぜて食べる人もいるでしょう。そのときは、黄身だけを入れるようにしてください。納豆にはビオチンという美肌効果の高い成分が含まれますが、白身に含まれるアビジンという成分がその働きを妨げてしまうからです。

白身は捨てずに、味噌汁に入れるなどして食べればいいでしょう。

納豆は、ご飯にかけるだけでなく、油揚げに詰めて焼いたり、オムレツの具にしたりと、いろいろな料理に使えます。また、大根おろしやキムチを混ぜればお酒のつまみにもぴったりです。

いろいろ工夫して、1日に1パックは食べてください。

# 27 つまみなら迷うことなく「枝豆」を頼む

## 大豆と同じ栄養素のカプセル

豆類

枝豆は、おそらく日本人が好むおつまみのベスト3に入るのではないでしょうか。美味しさから選ばれているのだと思いますが、栄養的にもベスト3に値します。枝豆は、大豆を未成熟の青い段階で収穫したものですから、大豆製品同様の優れた栄養素が詰まっています。とくに、**カリウムやリンといったミネラル、ビタミンKなどが豊富です**。

枝豆を食べるときは、「茹でる」という人が圧倒的でしょう。でも、実は**「焼く」**ほうが栄養的にいいのです。さやごと洗って塩を振るまでは同じ。その後、フライパンに入れて蓋をし、蒸し焼きにするだけです。わざわざお湯を沸かす手間もいらないし、栄養分やうまみがお湯に流れ出ません。食べた瞬間「こっちのほうが味が濃い」と感じるはずです。

仕事で疲れて帰ってても、このくらいならできるでしょう。軽く晩酌したいときなど、枝豆のシーズンにはぜひ、試してみてください。

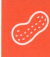

ナッツ

# 28 小腹が空いたら30グラムのナッツを食べる

## 世界中で「体にいい」とお墨付き

アメリカのダナ・ファーバーがん研究所がハーバード大学公衆衛生大学院などと共同で行った研究結果によれば、一つかみのナッツを毎日食べる人は、まったく食べない人に比べ、**20%も死亡率が低下したそうです**。週に1回食べるだけでも、7%の低下が見られたということです。[*69]

また、2018年の『*NEW ENGLAND JOURNAL OF MEDICINE*』に掲載されたスペインの研究では、エキストラバージンオリーブオイルとナッツをたくさん使った地中海食を摂ることで**血管性疾患が減る**ことも突き止められています。[*70]

さらには、ナッツを多く食べると（1日67グラム）、総コレステロール値が5・1%、悪玉とされるLDLコレステロール値も7・4%低下することも報告されています。**太る原因の中性脂肪も下がったそうです**。[*71]

「ナッツは太ってコレステロール値が上がる」というのは大きな間違いなのです。私たち日本人も、もっとナッツを摂りましょう。

週に3〜5回くらい食べるとして（週に7回でもかまいません）、まず1回の摂取量は約30グラムを目標とし、徐々にこの論文にある1日67グラムにまで増やしてゆくのがいいでしょう。

アーモンド、ヘーゼルナッツ、クルミなどがミックスされ、30グラムくらいの小袋に分けられた製品も市販されています。それを鞄にしのばせておき、小腹が空いたときに食べるといいでしょう。

ただし、ナッツを選ぶときには、2つ大事なポイントがあります。

**1つは無塩のものを選ぶこと。**

**もう1つは、カビに注意すること**です。ナッツ類につくカビが出すカビ毒は強烈な発がん作用を持ちます。

なお、ピーナッツはナッツではなく正確には「種」ですが、食品成分的には「種実類」として同じくくりに入っています。

ハーバード大学が2017年米国臨床腫瘍学会雑誌で行った報告では、大腸がん患者がナッツを多く食べると、**生存率が改善したと報告しています**[*72]。しかし、ピーナッツにはこの効果は見られなかったそうです。

したがって、ナッツは良くとも、ピーナッツはあまりおすすめできません。というのも、今、日本で市販されているピーナッツの多くが中国製で、製造過程が確認できませんし、塩がたっぷり振られているケースが目につくからです。

ピーナッツを食べるなら国産の信頼がおけるものに留めておきましょう。

もう1つ、今はやっている**市販のアーモンドミルクもやめておきましょう**。いくつかの製品の成分を確認してみましたが、砂糖だけでなく、怪しげなものが混ざっています。

健康にいいからと勘違いして摂取している人もいるようですが、あえて、飲む必要はありません。

# 果物

## 29 果物は「空腹時」に食べない

### 旬のものを、食後に、少しずつ

果物の果糖はブドウ糖よりも中性脂肪に変わりやすい性質を持っています。ですから、果物が肥満につながりやすいことは間違いありません。

しかし、良質のビタミンを摂るためには理想的な食べ物と言えますから、太るというだけの理由で止める必要はありません。ただ、**食べ方には注意が必要です**。

まず、一番重要なのが、ジュースにしたりせず、**丸のまま食べるということです**。オレンジなら皮をむいて、袋ごと食べましょう。

それによって繊維質も摂れますし、噛むことで唾液が出れば、脳に「食べ物が入った」という信号が送られ、早い段階での満腹感につながります。こうして食べれば、オレンジは1個で充分、満足ができます。

また、空腹で食べないというのも大事なポイントです。空腹時に食べたら血糖値はドカンと上がりますが、すでに胃の中に食べ物が入った後なら、穏やかな上昇で済みます。

果物については、「総じて太りやすい」ということを認識した上で、**食後のデザートとして、旬のものを少し食べる**というのがいいでしょう。

なお、アボカドを野菜と考える人も多いようですが、食品分類的には果実です。ただ、特殊な存在だと言っていいでしょう。**アボカドは炭水化物をほとんど含まない**ため、糖質制限をするときにもってこいの果実です。

また、**ビタミンEや良質な脂肪も多く含まれています**から、アボカドは普段から積極的に食べていいでしょう。

油脂

# 30 安いオリーブオイルは使わない

## 安価なものに医学的な優位性はなかった

油脂のなかで、現段階でとくに推奨できるのがオリーブオイルです。

健康にいい油脂として、エゴマ油、アマニ油など、いろいろ売り出されています。しかし、今はまだはっきりとした評価ができるほどの材料はありません。脂質は、細胞膜の材料ともなる大切な栄養素なだけに、しばらく慎重に見守る必要があると思っています。

一方、地中海諸国では、紀元前4000年頃からオリーブオイルが生産され、用いられていました。今も世界に流通するオリーブオイルの40%がスペイン産です。

消費量はギリシャが一番多くて1人年間24リットル。1カ月に2リットルも消費するというのですから驚きです。スペインの年間消費量は1人14リットル、イタリアは13リットルです。彼らのオリーブオイルに対する信頼感はとても強く、それゆえにオリーブオイルづくりにかける情熱や真剣さは半端ではありません。

ちなみに、アメリカ人のオリーブオイル平均摂取量は、日本人と同様で年間1リットルほど。この数字を見ても、脂質の摂取が肥満の原因ではないということがわかります。

２０１３年の『*NEW ENGLAND JOURNAL OF MEDICINE*』に掲載された論文には、エキストラバージンオリーブオイルをたっぷり使用した地中海食ダイエット（１２２ページ参照）を行うと、体重が落ちるだけでなく、**心臓発作や脳卒中の発症率が30％も下がる**ことが報告されています。[*73]

また、地中海式ダイエットは、血中コレステロール値や中性脂肪値を改善し、**糖尿病の予防にもつながったそうです**。

面白いことに、この研究では、エキストラバージンではない安価なオリーブオイルを使用したときのデータも取られています。この場合は、心臓疾患や糖尿病のリスク低下には寄与しなかったとのことでした。となると、**やはり質が重要ということになります**。

スペインやイタリアでつくられた上等なものでも、船便で赤道付近を通過するルートを長い時間をかけて運んでいれば劣化することもあります。やたらと安く売られているようなときは、劣化を疑っていいかもしれません。信頼できる店で売られているエキストラバージンオリーブオイルで、できればコールドプレスという熱を加えない状態で搾ったもので、冷蔵輸送か温度管理されたものを選びましょう。

穀類

# 31 ご飯を食べる前に「タンパク質」を摂る

## 炭水化物を後回しにする「正しい食べ順」が健康を守る

日本人にとって、ご飯はとても重要で、糖質制限を唱えている私も「食べるな」と言うつもりはありません。

ただ、白米を玄米に変えていくことは、充分に検討に値します。精米の過程でいろいろな栄養素をそぎ落としてしまう白米に対し、そのまま丸ごと食べる玄米は、ビタミンやミネラルが多く残っているからです。また、五穀米や押し麦などの雑穀を白米に混ぜれば、まったくの白米より、やはりビタミンやミネラルは多めに摂れます。

とはいえ、こんなことができるのは自宅に限って。ランチタイムに外食するとしたら白米です。それでも、少しの工夫で健康は守れます。

ご飯やパンなどの炭水化物は、**タンパク質や脂質、食物繊維と一緒に食べることで血糖値の上昇が抑えられます**[*74][*75]。胃腸からの消化吸収が遅れるからです。

とくにタンパク質、脂質、食物繊維のどれが一番血糖値上昇を抑えるかを比較した研究があります。[*75] 結果は炭水化物とタンパク質を一緒に食べた時が効果が一番ありました。理由は消化吸収を遅らせる以外に、腸から血糖値を下げるインクレチンというホルモンを分泌させるからです。

コンビニのおにぎりを食べるなら、赤飯おにぎりや焼きおにぎりのように「炭水化物だけ」というものを避け、肉やツナを具にしたものを選びましょう。ただし、明太子はやめておきましょう。きれいな赤色を保つために、発がん性物質の亜硝酸ナトリウムが使われている可能性が高いからです。

カツ丼や牛丼も悪くありません。肉だけでなく野菜のタマネギも使われていますから、血糖値の上昇は、ただ白米を食べるよりも穏やかになります。

炒飯のように具材が入っていて油で炒めたものもおすすめです。

定食でご飯を食べるなら、**まずは肉や魚といったタンパク質のおかずを食べ、次に小鉢の野菜を食べ、なるべく最後にご飯を食べる**ようにすれば血糖値の上昇が抑えられます。すぐにご飯をかきこんでしまうクセのある人は、最初は違和感を抱くかもしれません。しかし、だんだんと慣れていきます。長い目で見れば、こうした習慣は健康を守るための財産となります。

## 32 食パンより「クロワッサン」を選ぶ

### 白い食パンをそのまま食べる、は全然健康的ではない

穀類

パンも、**タンパク質や脂質、食物繊維を一緒に食べると血糖値の上昇が抑えられます**。最悪なのが、白い食パンをそのまま食べること。パン好きの人は「本当に美味しい食パンは、焼きたてを何もつけずにそのまま食べるのが一番」と口を揃えます。きっと、その通りなのでしょう。でも、健康を考えたら賛成できません。

まず、食パンよりはクロワッサンを選びましょう。クロワッサンにはたくさんのバターが使われているため、**食パンほど血糖値が上がりません**。

もし食パンを食べるなら、そのままではなくバターを塗ってください。そこにタンパク質のツナを挟んで食べればベター。さらに食物繊維のレタスも加えたらベストです。

また、オリーブオイルをパンにつけるとバターを塗ったときより血糖値を下げてくれることもわかっています。[*76]

食材別の食べ方

# 33 シリアルは必ず「糖質量」を確認する

## 表示を見てイメージに騙されない

穀類

欧米人にとっての主食は、たいていパンやパスタといった小麦製品です。

ここにも、「白米と玄米」と同じようなことが言え、健康意識の高いセレブは、精製された小麦粉からつくられる白いパンより、茶色っぽい全粒粉パンを好んで食べています。パスタも全粒粉でつくられたものを選んでいます。

小麦のみならず、大麦、米、そば、その他あらゆる雑穀類も含め、**穀類は精製せずに、そのまま丸ごと**（丸ごとの穀類を「ホールグレイン（whole grains）」と言います）食べたほうがいいのです。

ところが、この知識が中途半端な人がいて「ホールグレインもどき」に騙されています。少ししか全粒粉が使われていないパン（つまり、ほとんど白いパンと同じ）を、「全粒粉だから体にいい」とパクパク食べているのです。

「グルテンフリー」も誤解されているようです。「グルテンフリー＝糖質フリー」だと思い込んでいる人が結構います。

グルテンとは小麦に含まれるタンパク質の一種で、アレルギーの原因となります。だから、小麦アレルギーの人は、グルテンフリー食品に助けられますが、そこには小麦粉の代わりに米粉などが使われています。ですから、**糖質たっぷりなのです**。

また、最近、気になるのがシリアル類です。シリアルとは、トウモロコシ、オーツ麦、小麦、大麦、ライ麦、米などを加工したもの。牛乳をかけてそのまま食べることができるため、忙しい朝に愛用する人が多いようです。

なかでも、今売れているのが「グラノーラ」。穀物を加工したものに、蜂蜜や砂糖、メープルシロップなどがミックスされています。そこにドライフルーツやナッツを混ぜたものが一番人気のようです。

雑穀たっぷり、食物繊維たっぷりというイメージが先行していますが、ある製品には1食分50グラム中に31・6グラム（角砂糖約8個分）もの糖質が含まれていました。健康にいいと思って食べていたはずが、朝から血糖値を急上昇させている可能性が大。食べないほうがいい食品の典型です。

雰囲気に踊らされずに、糖質含有量など本質的なところをチェックしてください。

麺類

# 34 ラーメンより「チャーシューメン」を食べる

## 具やトッピングで血糖値の上昇を回避

ご飯やパンと同様のことが、麺類においても言えます。麺単体ではなく、タンパク質、脂質、食物繊維などを一緒に食べたほうがいいのです。

ラーメンなら、チャーシューがたくさん載ったチャーシューメンがいいということです。そして、チャーシューと一緒に麺を食べてください。**先に麺を食べるのはNG。どちらかというとチャーシューを優先させます。**

そのほか、タンメンやもやしそばなども、食物繊維の働きで血糖値の上昇が抑えられます。ただし、肉などタンパク質も入っていたほうがベストです。[*77*78] チャーシューや煮卵をトッピングで追加してもいいでしょう。

要は、**「カロリーを気にして具なし」は一番ダメだということです。**

そばやうどんも同じように考えてください。「かけ」や「もり」といった麺だけのものは避け、いろいろな具が載ったものを選び、その具と一緒に食べるようにしましょう。

なお、天ぷらそばは、天ぷらの衣に炭水化物が多いのでやめておいたほうが無難です。夏場に美味しいそうめんや冷や麦も、なにか具を添えるようにしましょう。

なお、塩分を摂り過ぎないようにするため、麺類のスープは残してください。

私も昔はラーメンが大好きで、週末は色々なお店を食べ比べしました。それでも太らなかったのは、食後に歩くようにしていたからでしょう。

太りたくない人は、**ラーメンを食べたらすぐに20分間歩いてください**。それだけで、血糖値は上がらず太らないと私の患者さんも証言しています。

# 飲料

## 35 コーヒーは1日4～5杯飲む

### 諸説あるが「ブラックなら健康にいい」という結論

コーヒーと健康の関係について、世界中でさまざまな研究がなされています。

一例を挙げると、英国バイオバンクという研究機関が、平均年齢57歳の男女50万人以上のデータを解析した結果、コーヒーの摂取量が死亡率と逆相関するということがわかりました。[*79]

コーヒーをまったく飲まない人に比べ、1日に2～3杯飲む人は12％、4～5杯で同じく12％、6～7杯で16％、8杯以上で14％、死亡率が減少したというのです。

日本でも、国立国際医療研究センターのチームが日本人約5万6０００人を対象にした調査で、コーヒーを1日に3～4杯飲む人はほとんど飲まない人に比べ、2型糖尿病の発症率が男性で17％、女性で38％減少するという結果が出ています。[*80]

おそらく、コーヒーに含まれる**ポリフェノールの一種「クロロゲン酸」に強い抗酸化作**

**用がある**ことがその理由と思われます。

健康を気遣うビジネスパーソンにとって、コーヒーは一息つくときに最適の飲み物と言えそうです。

ただし、**砂糖は入れずにブラックで飲むことと、飲み過ぎには注意が必要です**。

カフェインの過剰摂取は不眠、神経症、不整脈などを引き起こすこともわかっています。

EFSA（欧州食品安全機関）は、健康に支障のないために望ましいカフェイン摂取量を、1日400ミリグラムを上限としています。

そこから計算するとせいぜい4～5杯、濃いめが好きな人は1日に3杯くらいに留めておくのがいいように思います。

なお、念のためにお願いしておきますが、缶コーヒーには手を出さないでください。砂糖が入っているのは厳禁なのは言うまでもありませんが、ブラックでも香料などの添加物が使われているケースが大半です。

今はコンビニでも挽き立てのレギュラーコーヒーが売られています。そちらを買う習慣をつけましょう。

# 36 お酒は「週100グラム」を意識する

## 最後はストレス解消も加味して各自で判断

飲料

アルコールに関しては、これまで多くの研究がなされ、いろいろな結論が導き出されてきました。

少なくとも、私の専門である糖尿病について言えば、アルコールは敵視すべき相手ではありません。ビールや日本酒、紹興酒など糖質の多いお酒を除けば、「飲んでいいですよ」と患者さんに伝えています。

実際に、アルコールは血糖値を下げます。

生化学の教科書『デブリン生化学7版』に、「アルコール性低血糖」についての面白い事例が載っています。

39歳の女性が、バーでお酒を飲んでいるときに意識朦朧となって救急外来に運ばれました。しかし、それは酔っ払ったことが原因ではなく、朝から忙しくてほとんど食事を摂らず空腹状態でいたところに、アルコールを入れて血糖値が大きく下がったことが原因でした。その女性は、オレンジジュースを飲むことで回復しました。下がった血糖値が上がったからです。

この事例にあるように**アルコールは血糖値を下げます**。血糖値を下げるということは、肥満も予防できるということであり、そういう面から言えば、アルコールは悪者ではありません。

では、アルコールの摂取が、何か病気の引き金になるのでしょうか。

２０１８年の『*LANCET*』に、アルコール摂取量と死亡率や病気の罹患率との関係について調査した論文が載りました。[*81]

その結果を見ると、40代ではアルコール摂取量が週に１００グラムまでならば死亡率はほとんど変わらず、２００グラムになると上がっていき、寿命にして1～2年の差が出るということがわかります。

アルコール消費量の増大は、血圧を上げ脳卒中を増やすこと、消化器系のがんの発症率が上がること、酔った上での事故に遭いやすいことなどが原因として考えられます。

一方で、この調査では、**適度なアルコールの摂取はＨＤＬコレステロール値を上げ心筋梗塞を減らすこともわかっています**。

また、**高齢者ではアルコール摂取量と寿命の相関関係が低くなります**。

さらには、ビールと蒸留酒で死亡率が上がり、一方、**ワインは死亡率を上げない**ことも判明しています。

ここから結論づけるとしたら、まず高齢者は、消化器系のがんに気をつけながら、これまで通り飲んだらいいでしょう。

働き盛りのビジネスパーソンにとっては、**理想は週に100グラムまでにアルコール摂取量を抑えるといい**ということになります。

念のため、アルコール量100グラムとは、あくまでアルコール含有量のこと。ビール100グラムとかワイン100グラムを指しているのではありません。

アルコール含有量100グラムというと、ワイン1本くらいです。週に1本のワインであれば、毎日グラスに1杯くらいになるでしょう。

ただし、もともとお酒が飲める人ならば、もう少し多くてもいいのではないかと思います。好きなお酒を我慢してストレスを溜めることもないでしょう。

死亡率が上がるのは週に200グラム以上なので、週にワイン2本、毎日グラスに2杯くらいは問題ない範囲でしょう。

調味料

# 37 高齢者ほど塩分を減らす

## 日本は世界屈指の塩分大国

私が若い頃、調味料と言えば、砂糖、塩、味噌、みりん、醤油が基本で、加えてソース、マヨネーズ、ケチャップ、ドレッシングがあれば上等といった感じでした。

今は、「○○と炒めて混ぜるだけ」という便利な調味料がたくさん売られています。忙しいビジネスパーソンにとって、いろいろ利用する機会も多いでしょう。ただし、こうした調味料には、結構な量の塩分が含まれているので、注意した上で使ってください。

言うまでもなく、塩分の過剰摂取は高血圧の原因となります。ビル&メリンダ・ゲイツ財団によって行われた研究では、**世界中で最大の死亡原因は高血圧**であることがわかっています。また大事なことなので繰り返しますが、塩分が多いと心筋梗塞、脳卒中になる危険が大きく上がります[*82]。

以前より減ってきたとは言え、日本人の塩分摂取量は、韓国に次いで世界第2位で、男性で平均1日11グラム、女性で平均9グラムくらい摂っています（2015年）。

厚生労働省は、男性8グラム、女性7グラムを推奨していますが、WHO（世界保健機関）の指標はもっと低い5グラムです。

国の研究機関からの報告では、食塩摂取量ランキングの1位はカップ麺（5・5グラム）、2位はインスタントラーメン（5・4グラム）、続いて梅干し（1・8グラム）、高菜の漬物（1・2グラム）となっています。マアジの開き干し、タラコ、キムチ、焼き豚なども使われている食塩が多く、パンも0・9グラムと12位にランクされるほど塩分が多い食品なので注意してください。

この報告で驚くのは、カップ麺やインスタントラーメンをよく食べている人の中には、1日90グラムもの大量の塩分を摂っているケースがあるということです。[*83]

今、尿を調べることでその日に摂った塩分量を知ることができます。糖尿病では腎症が心配ですから、私はすべての患者さんについて調べています。

すると、40歳前後の患者さんには3〜4グラムと少ない人が結構いる反面、**高齢者ほど高くなり、20グラムを超える人もいます**。

気づかないうちに摂っている塩分には、くれぐれも注意してください。

# 第4章

## 肥満・老化・病気にならない
# 究極の体の整え方

## 血糖値コントロールから始める健やかな体づくり

体を不調から遠ざけるためには、
血糖値を乱高下させない日々の工夫が必要。
体質別、年代別で気をつけたい食べ方とは？

## 白米の食べ過ぎは短命

### 昔から変わらない日本全国の健康分布

１９７２年に『日本の長寿村・短命村』[*84]という本が刊行されました。著者の近藤正二医学博士が１９３５年から36年間かけて日本中を歩いて、長寿の村や短命の村の生活様式を調べた結果をまとめたものです。

大きなリュックを担いで険しい山道を上り下りしながら９９０もの町村を訪ね、しばらく滞在して自分の目で確かめるという方法で導き出された結論の１つが**「ご飯（白米）をたくさん食べている村は短命だ」**というものでした。

糖質制限という言葉が認知されつつある今日ならまだしも、当時としては画期的なことと言えます。

でも、その研究結果について、たいていの専門家は「ご飯ではなく、おかずとして食べている塩辛い漬物などが悪いのだ」と一蹴したのではないかと思います。当時は、塩分の過剰摂取で高血圧になり、脳卒中で亡くなる人がたくさんいましたから。

一方で、「ご飯を食べ過ぎるとどうなるか」について、これまでほとんどの人たちは考えてきませんでした。

しかし、今ははっきりわかっています。ご飯をたくさん食べれば、**血液中にブドウ糖が溢れ、つまりは血糖値が高くなり、健康を著しく害します。**

## なぜ今、中国で糖尿病患者が激増しているのか
### 同じ量でも欧米人よりアジア人が危険だという結果

2012年に『*BMJ*』に公開された、ハーバード大学の研究チームによるデータ分析によれば、白いご飯はとくに2型糖尿病のリスクを高めることがわかっています。玄米と比較して、白米にはマグネシウムや食物繊維も少ないことが、その原因ではないかと考えられます。

しかも、**同じ量の白米を食べても、その危険性は欧米人よりもアジア人のほうが高い**と

いうことがわかりました。白米をたくさん食べる人は、そうでない人に比べ、**アジア人は１・55倍、欧米人は１・12倍の割合で糖尿病になりやすい**という結果が出たのです。[85]

２０１７年の『*Diabetes Care*』に中国人の食生活の変化と糖尿病の激増についての研究結果が発表されました。[86]

中国には今、１億人を超える糖尿病患者がいます。その原因について、１位は肥満、３位は運動不足ですが、**２位は全粒穀物摂取が少ないこと、４位が精製穀物摂取が多いことなっています**。

中国人は、日本人以上に白いご飯が大好きですし、餃子や饅頭の皮、麺類も白い小麦粉でつくられたものを多食しています。その結果が、１億人の糖尿病患者をつくりだしていると思われます。

もっとも、人口を考えたら日本でも同じことが起きていると言えます。

私が医者になった頃、日本の糖尿病患者は80万人くらいでした。リウマチ患者とほぼ同じ数字で、高血圧と比べたら、ひどくマイナーな病気でした。ところが、今は１０００万人。世界中で使われている薬の売上高ベスト20の中に、インスリンなど糖尿病の薬が４つも入っています。それほど世界規模で患者が増えているのです。

## 「血糖値」管理が健康維持に有効な理由

### 血糖値が高いとあらゆる生活習慣病にかかりやすい

過去の日本において、「血圧」がその人の健康状態や生活様式を知るための大きな指標でした。今も血圧は、多くの人にとって「気になる値」です。

血圧とは、心臓が全身の血管に血液を送り出す力のことです。いわゆる「上の血圧」は収縮期血圧と言って、心臓の筋肉がぎゅっと縮んで血液を送り出したときのもの。一方、拡張期血圧と呼ばれる「下の血圧」は、心臓が広がって血液が戻ってきているときのものを指します。

血液を送り出す力なら高いほうがいいように思えますが、血圧が高い状態が続くと心臓に負担がかかるだけでなく、強い血流によって血管が傷み、動脈硬化を促進してしまいます。だから、血圧コントロールは非常に重要なのです。

このように、健康維持のために、血圧が大事なことに変わりはありませんが、今はそれ以上に「血糖値」が重要な指標となっています。

血糖値は、血液中にどれだけ糖分があるかを示したもので、一定の基準（空腹時110未満、食後120分140未満）を超えると、糖尿病が疑われます。

このとき、心配なのは糖尿病やその合併症だけではありません。血糖値が高いと、**あらゆる生活習慣病にかかりやすくなるのです**。

まず、血糖値が高いと肥満を呼びます。

さらに、AGEという老化促進物質を増やします。この物質は体中の細胞に悪さをし、がん、心筋梗塞、脳卒中、アルツハイマー病など、あらゆる生活習慣病の元となります。

現代人の健康を考える上で、血糖値コントロールこそが喫緊の課題なのです。

しかも、自律神経によって司られている血圧は、緊張すると上がってしまうなど、なかなか思うようにはいきませんが、**血糖値は、食事に対する正しい知識さえあれば自分でコントロール可能です**。

こうした血糖値について、無知なまま放置しておくか、知識を増やして自ら積極的に管理していくか。それによって、あなたの健康度合いはまったく違ったものになります。

249ページに、実際にリブレという機器を用いて血糖値を測定してもらった結果の一部を載せておきました。

これを見ていただけば、1日の中で血糖値が大きく変わっていくということがわかるでしょう。

## 「食後血糖値」が本当は大切 健康診断は「空腹時」しか測らない

はじめて血糖値の自己測定を経験した人は、「こんなに激しく上下していたんですね」と驚きます。自分の体の中で起きている危険な血糖値の急上昇に気づかずに過ごしていたことに、少なからずショックを受けるようです。

というのも、会社の健康診断では「空腹時血糖値」を測るため、たいてい低めに出ます。そして、それが自分の血糖値だと思い込んでいます。しかし、**大事なのは「食後にどれだけ上がっているか」**。そこを知らなければダメなのです。

健康な人の場合、空腹時で80～90、食事をして90分ほどすると120くらいまで血糖値は上昇します。つまり、いつも80～120くらいの間に収まっていれば理想的で何の問題

## 図4-1 Freestyle リブレ

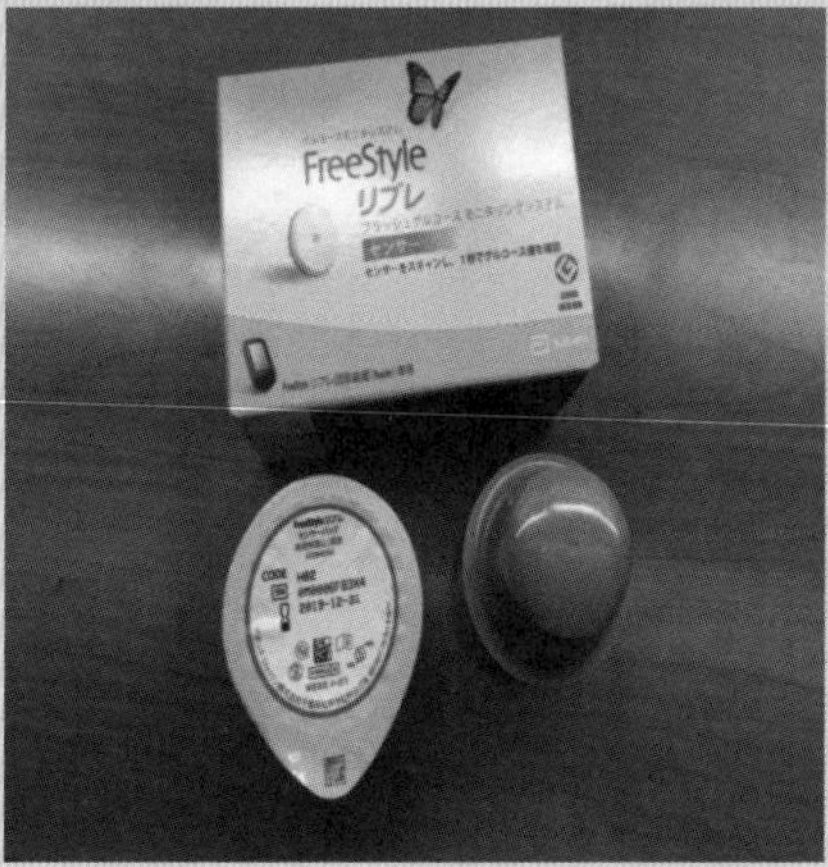


もありません。

実際に糖尿病の診断では、**「空腹時血糖値が１１０未満、かつ食後１２０分血糖値が１４０未満」**であれば正常とされます。

健常者では、食べ始めてから60〜90分後くらいに血糖値は最も高くなります。糖尿病の患者さんは、人によって違っており90〜１５０分後くらいに最高値を示します。

この最高値が、健常者なら１４０以内、糖尿病の患者さんでも２００以内に収まることが大事ですが、測定結果を見ればわかるように、健常者でも２００を超えてしまうことがざらにあります。これは、もはや**立派な糖尿病予備軍**です。

食事内容次第で、気づかぬうちに、あなたにも同様のことが起きています。

## 図4-2 腕に装着するだけで血糖値が測定できる

リブレ装着の様子

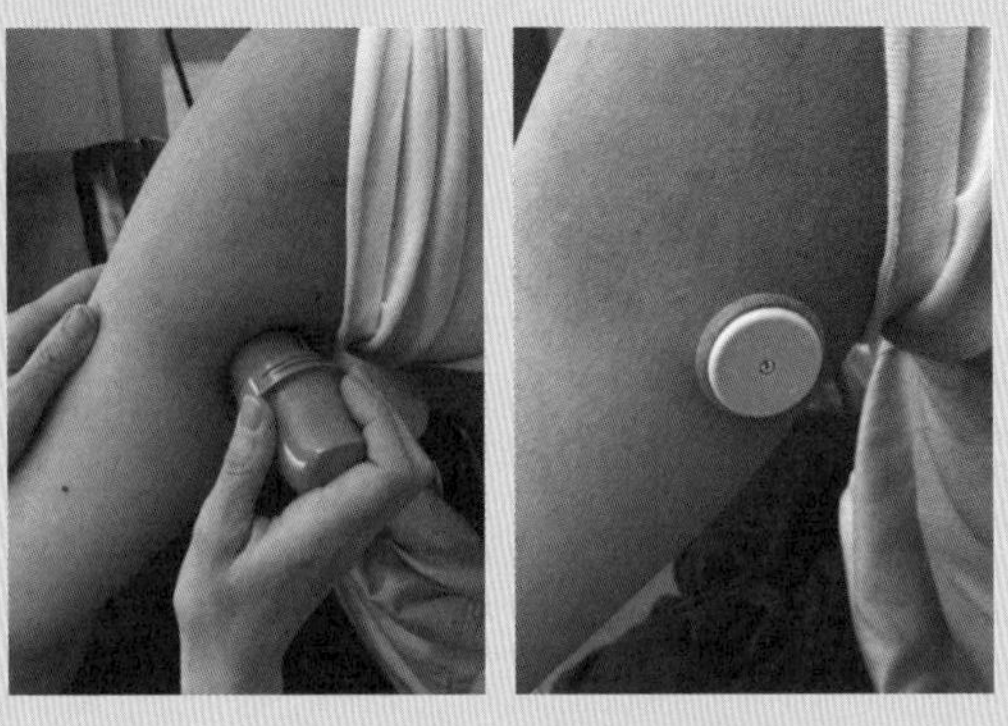

リブレを使用した血糖値の日別記録の例

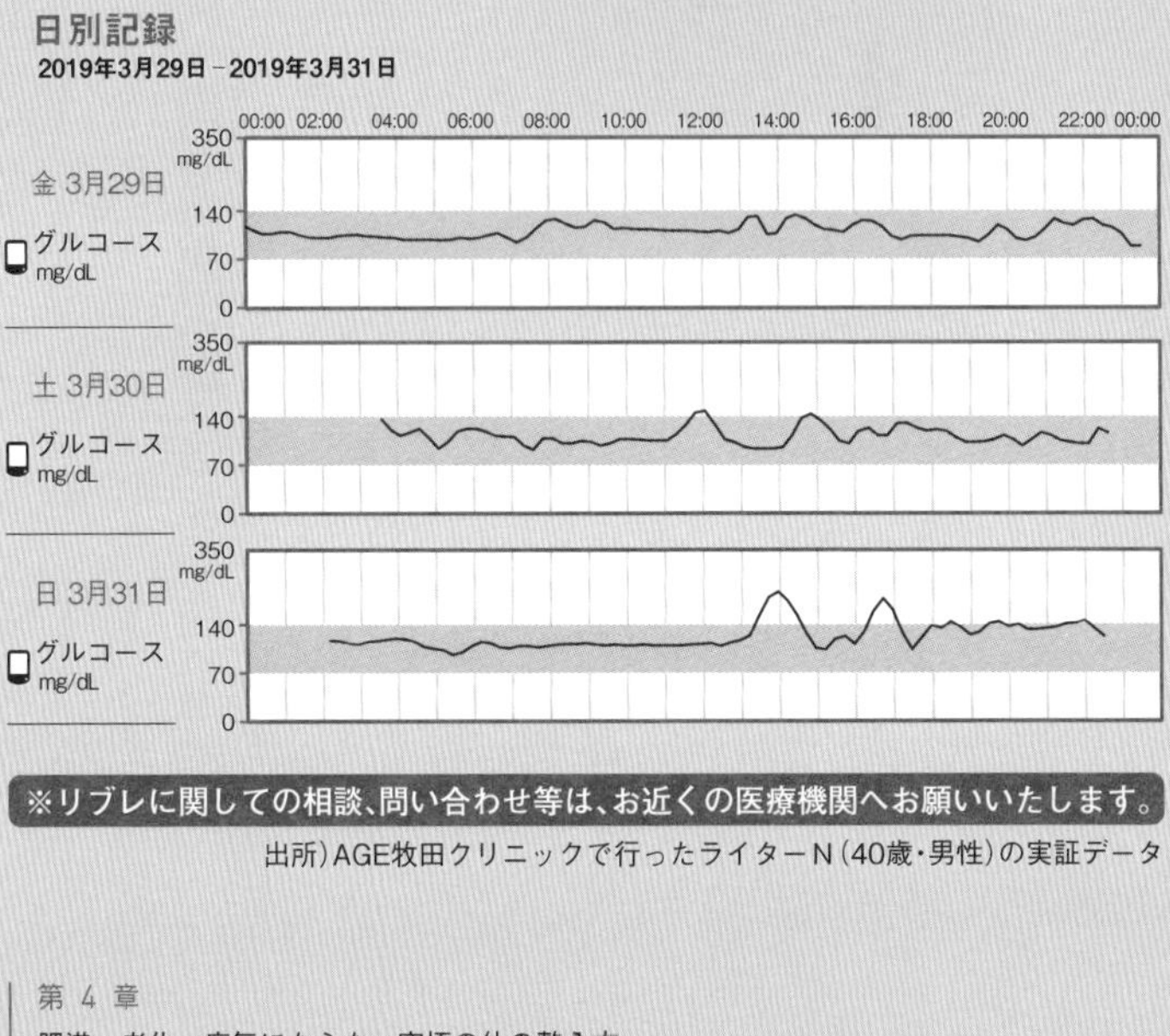


※リブレに関しての相談、問い合わせ等は、お近くの医療機関へお願いいたします。

出所）AGE牧田クリニックで行ったライターN（40歳・男性）の実証データ

## 炭水化物を減らせば自ずと血糖値も整う

### バランスよく食べると太る!?

こうした状況にあって、日本糖尿病学会は厚生労働省と同じように、「三大栄養素をバランスよく摂りましょう」と推奨しています。しかも、その割合を「炭水化物6：脂質2・5：タンパク質1・5」としています。

しかし、この指針に従えば、明らかに糖質の過剰摂取に陥ります。こうした指導が長く続いてきたことが、今日の糖尿病および生活習慣病の蔓延につながっていると私は考えています。糖尿病患者に限らず、ほとんどすべての現代人にとって、炭水化物を減らしていくことが必要です。それを意識するだけで、**自ずと「本当にバランスのいい」食事になっていくはずです**。

ただし、その人が置かれた状況によって、どのくらい炭水化物を減らしたらいいのかは違ってきます。とくに、肥満や糖尿病を抱えているかどうかは大きなポイントです。

そこで、次ページ以降では以下の3つのタイプに分けて対処法を考えてみました。

**タイプ1** 肥満気味の人（BMI25以上、60歳以上はBMI30以上とする）

**タイプ2** 糖尿病があるか、糖尿病予備軍の人

**タイプ3** 肥満も糖尿病もないが、健康で長生きしたい人

さらに、読者の中に多いと思われる「タイプ1」については、年代によっても対処法を変えていく必要があります。自分があてはまるところを熟読し、実践に移してください。

なお、BMIとは、体重と身長のバランスから判断する肥満度です。体重（kg）÷身長（m）÷身長（m）で求めます。

タイプ1

肥満気味の人（ＢＭＩ25以上、60歳以上はＢＭＩ30以上とする）

# 「夜」は炭水化物を食べない

日本人の場合、ＢＭＩ25以上を肥満と判断します。ただし私は、60歳を超えたら肥満の基準をアメリカ並みに30以上としていいのではないかと考えています。

私自身そうですが、60歳を超えると色気より食い気。食べることが何よりの楽しみになります。かつ、基礎代謝も落ちてやせにくくなります。ただでさえ「定年だ再雇用だ」とストレスが溜まる年代ですから、少し緩めていいでしょう。

逆に言えば、60歳に届かないのにＢＭＩが30以上あるようでは困ります。

いずれにしても肥満者は、そのまま放置するとあらゆる病気のリスクが上がりますからやせる必要があります。

そして、やせるためには、**1日の糖質摂取量を100グラム以下に抑えることが必須**。基礎代謝が落ちてくる50代からは、60グラム以下を目指したいところです。

60グラムを3食で割れば20グラムずつと、非常に少ない量になります。そこで、夜はほとんど炭水化物を摂らず、朝や昼にその分を回すようにしましょう。具体的には**「朝4：昼5：夜1」**くらいに考えるといいでしょう。

現実問題として、たいていの食べ物には少量であっても炭水化物は含まれます。ですから、「夜はまったく摂らない」くらいのつもりでいてください。

こうしたことを基本に、もう少し細かく年代別の注意事項を見ていきましょう。

## 【年代別、肥満気味の人の食べ方アドバイス】

### ▼20歳以下

代謝が活発ですし、多くのエネルギーを必要とする年代ですので、厳しい糖質制限をせずとも、炭水化物を少し減らしただけですぐにやせていきます。

おにぎり、食パン、素うどん、もりそばなど「炭水化物ばかり」という食事を避け、その分、**おかずを増やして脂質やタンパク質と一緒に摂るようにする**といいでしょう。可能であれば、白いご飯やパンはやめて、**玄米や全粒粉パンに変えてください**。かつ、**食後20分ほど軽い運動**をすれば完璧です。

ただし、清涼飲料水や缶コーヒー、エナジードリンクなどは口にしないでください。飲料からの糖質摂取は1つもいいことがありません。

## ▼30代

男女とも太り始める時期です。健康のために真剣にダイエットを考えなくてはなりません。とくに、**30代後半になると基礎代謝が落ちてやせにくくなります**から注意が必要です。コンビニで清涼飲料水や缶コーヒー、スナック菓子などを買う習慣があったら、すぐにやめてください。

**食事に含まれる糖質にも敏感になってください。**炭水化物を減らすことに加え、白米や白いパンを玄米や全粒粉パンに変えていきましょう。また、タレやソースに含まれる糖質にも注意が必要です。焼き鳥も焼き肉も、タレではなく塩を選ぶといった細かい気遣いをしてください。

ビジネスの接待や会食も増えてくる年代だと思いますが、コース料理のしめに炭水化物を出されても残しましょう。ただ、ラーメンやそばが食べたい年代でしょう。食事の直後20分の運動で帳消しになります（＝太りません）から、好きな麺類はランチに食べて食後に歩きましょう。ウォーキングでなくスクワットや体操などでも構いません。

さらには、新鮮な野菜（できれば無農薬のもの）を意識的にたくさん食べてください。**少なくとも1日に1回は野菜を摂取しましょう**。30代は、その人の食習慣が決定づけられる時期でもあります。この時期に、野菜のおいしさをしっかり舌に覚えさせておきましょう。

### ▼40代

30代よりも肥満度が進み、糖尿病も増えます。早い人では心筋梗塞も見られるようになります。**BMIが25を超えていたら炭水化物を減らしてください。**炭水化物には中毒性がありますから脱却するために、できれば、1日60グラムまでに制限しましょう。

ただ、基礎代謝が落ちているので、頑張っても若者のようにすぐに体重は落ちないかもしれません。そこで投げ出さないことが大事です。40代で理想の体重に持っていけるのと、太ったままで50代に突入するのでは、その後の健康度合いがまったく変わってきます。ここは頑張りどころです。

ランチは外食ではなく、野菜たっぷりのお弁当にできたらベストです。

女性も40代くらいから体もオジサン化してきます。働いていればなおさらストレスも溜まっているはずですから、自分のために体に優しいお弁当をつくってください。

ある程度のお酒は飲んで結構ですが、**糖質の多いビールは一杯だけにして、あとはワインに変えることをすすめます**。清涼飲料水、缶コーヒーなど糖質の塊とも言える液体はもちろんNG。「バテてきたから栄養ドリンクでも飲むか」は逆効果だということを忘れずにいてください。

仕事で接待、外食が増える年代です。接待の後、すぐタクシーに乗るのはやめて10～20分ほど歩いてからにするか、または電車で帰ることをすすめます。

## ▼50代

私の患者さんや仕事仲間を見ていると、50代の心配事は健康よりむしろお金のことです。まだ子どものための費用がかかるのに、自分はそろそろ定年が見えてきている……。そのため倹約志向になり、食べ物にお金をかけなくなる傾向があります。

なるべくお金をかけないで満腹感を得ようとすると、どうしても炭水化物が多くなります。しかし、50代で炭水化物を多食すれば、ますます体重は増え、生活習慣病にかかりやすくなることは目に見えています。

大病すれば、延長雇用もかなわず医療費もかさみます。本当は、50代こそ自分の健康を最優先に考えるべきなのです。

炭水化物を減らし、**良質のタンパク質を摂るために、豆腐や納豆、卵といった安価で優秀な食品を上手に使いましょう。極力、野菜も食べましょう。**

ただし、「健康のために」と糖分の入った野菜ジュースなど飲まないこと。そんなものにお金を使うのは、ナンセンスの極みです。

女性も基礎代謝が落ちて肥満のリスクが増します。お腹やお尻などついて欲しくないところに脂肪が溜まり、体型が気になる頃です。週末や仕事帰りにヨガやエアロビなどの体操を始めるのもいいでしょう。

糖質の過剰摂取は太るだけでなく、肌の吹き出物やシワ、シミの元。美容と健康という2つの大事な財産のために意識を切り替えましょう。

## ▼60代

60代は定年を迎える人も多く、夫婦にとっても生活スタイルがガラッと変わります。

男性の場合、会社を辞めて人間関係が狭くなり、服装などもだらしなくなりがちです。また男性ホルモン（テストステロン）が低下してくることもあって、気持ちが落ち込み元気もなくなりがちです。仕事以外に趣味や生き甲斐を見つける必要があるかもしれません。

女性は、そういう夫がいつも家にいることを煩わしく感じるケースもあるようです。

お互いにイライラすることが増えるかもしれませんが、**アルツハイマー病など認知症の症状が出始める年代でもあり**、気を配り合いたいところです。

また、がんや心筋梗塞など大きな病気にかかるリスクが高くなり、命拾いする人もいる一方で、残念ながら亡くなる人も出てきます。

こうしたことを考えると、60代になったら食事に気をつけるよりもむしろ、**しっかり検査をすることが重要だと私は思っています**。

基礎代謝が大きく落ちる60代は、ダイエットが非常に難しく、一方で食べることが大きな楽しみにもなってくる年代です。あまりキリキリ考えずに食を謳歌して、その分、病気を早期に発見することに努めましょう。

もちろん、食に野放図になっていいという意味ではありません。たとえば甘い菓子を食べたいときに、安いコンビニスイーツではなく、老舗のいい大福を1個楽しむといった姿勢が大事です。お菓子も結構、添加物が入っています。食品表示を確認して添加物のないものを選びましょう。

## 70代

以前なら「老人」と呼ばれましたが、100歳まで生きる時代においては、大いに人生を謳歌できる年代です。ところが、70代は男女が好対照になっていきます。

男性はLOH症候群に陥る人が増えます。LOH症候群は、テストステロンという男性ホルモンの低下が原因で起こる男性の更年期障害のようなもので、最近になって注目されるようになりました。

この病気になると60代までは溌剌《はつらつ》と働いていた人も、仕事を辞めて家に閉じこもりがちになり、元気がなくなります。集中力も落ちて趣味も続かず、EDで男としての自信も失ってしまいます。

LOH症候群は、結構、患者数が多い重要な病気と言えます。今は血液検査でホルモン量低下度を調べて、この病気があるかどうかは簡単に判断できます。最近元気が出ないという男性は、血液検査をして、必要ならLOH症候群の治療を検討してみましょう。

一方で、女性は60代よりも生き生きとしてきます。60代までは、例えば夫の再雇用問題で頭を悩ませたり、孫の世話に追われることも多かったのが、すっかり自由になるからです。実際に、私の患者さんでも70代の女性の多くが「今が一番、幸せ」と言います。

いずれにしても、70代は、これまで一生懸命働いてきたことへのご褒美の時期。食べ物を制限するよりも、検査をしっかり受け、悪いところが見つかったらきちんと治療しながら、人生を大いに楽しみましょう。また、基本の検査に加えて、**脳の海馬の萎縮を調べて**

**もらいましょう**（326ページ参照）。

ただし、せっかく身につけた知的な食べ方は放棄しないでください。まだ人生はあと30年もあるのですから、**血糖値をコントロールして血管をいい状態に保つことは必要です**。そろそろ胃腸も弱くなってくる年代ですから、深夜にドカ食いするなど無茶なことはやめましょう。

その上で、**塩分は減らしてください**。70代になると高血圧が原因の脳卒中で命を落としたり重い後遺症を抱えたりする人が増えます。その予防のためにぜひ脳のMRI検査（321ページ参照）を受けましょう。

また、骨が弱くなって骨折すると寝たきりになるリスクがありますから、筋力を維持する運動も必要になります。とくに足腰の筋力を鍛え、骨粗しょう症予防のためにじゃこや小魚をたっぷり食べましょう。

## 80代以降

100歳まで生きるのが当たり前の時代だとしても、80歳まで元気でこられたのは素晴らしいこと。その調子で、100年の人生をまっとうしましょう。

さすがに80代になると、若い頃のようには食べられません。だから、あまり食事制限はしないでいいでしょう。むしろ、好きなものを食べて栄養をつけるという発想が大事になってきます。

この世代にとって警戒が必要なのは、**がんや心筋梗塞よりもアルツハイマーなどの認知症です**。70代同様、脳の海馬の萎縮をチェックしましょう（326ページ参照）。

また、**積極的に水分補給をしてください**。水分が不足すると血液がどろどろになって脳の血管が詰まりやすくなりますし、便秘にもつながります。飲むのは水がいちばんです。できる限り体も動かしてください。高齢になると足腰が弱り、躓《つまず》いて転びやすくなります。転んで骨折することは、寝たきりへの近道です。

80代になると、サルコペニアと呼ばれる状態になり、筋肉量が減って身体機能が大きく低下しがちです。また移動能力、認知機能、バランス感覚が悪くなるフレイルという症状も出てきます。

少しずつでいいですから、スクワットなどの筋トレを毎日欠かさずに行いましょう。**筋トレを行うと筋肉からアイリシンというホルモンが分泌され、アルツハイマー病の予防に有効なことがわかっています。**[*87]

究極の体の整え方

## タイプ2 糖尿病があるか、糖尿病予備軍の人

# 厳しい糖質制限で血糖値をコントロールする

糖尿病の患者さんやその予備軍の人は、「血糖値を管理するために糖質制限を行う」という意識を持ってください。目的はダイエットにあるのではなく、血糖値を管理し、合併症（とくに腎症や網膜症）をこじらせないようにすることが非常に重要です。

そのためには、リブレなどの測定器具を用い、食後血糖値が２００以下に収まる食事を心がける必要があります。

血糖値をコントロールしへモグロビンA１c値を良くするというのは、**食後の血糖値（食べ始めてから1〜1・5時間後）を２００以下にすることを指します**。朝の空腹時血糖値はまったくコントロールには関係しないので、食後に測ってください。

１カ月30日とすると、その間に90食を摂る計算です。私の患者さんのデータを分析してみると、この90食のうち食後血糖値が２００を超える食事を15回以下にできれば、大体へ

モグロビンＡ１ｃ値は６・９以下に落ちます。

これより数値が高い人は、何（糖質です）を食べると食後血糖値が上がるかを調べ、２００以下になるように目指してください。

とくに、ヘモグロビンＡ１ｃ値が８・３以上ある人は必要があってもすぐ手術もできませんから、極力、炭水化物は控え、１日の糖質摂取量を１００グラム以下に収めましょう。

もし、ご飯やラーメンなどを食べてしまったときには、すぐに10〜20分ほど歩くか、ストレッチやスクワットなどの運動をしてください。

**夕食には一切、炭水化物は摂らないのが理想です。**夜に炭水化物を摂取すると血糖値が上がったまま寝ることになり、それが朝まで続きます。高血糖状態が長く続くということは、ヘモグロビンＡ１ｃ値を押し上げることになります。

炭水化物は朝や昼に摂り、かつ食後10〜20分の運動を心がけましょう。

もし、あなたが75歳以上であるなら、ヘモグロビンＡ１ｃ値を８・０以下に下げることができればＯＫです。

一方、若い人ほど厳しい糖質制限をして血糖値コントロールに励む必要があります。それだけ長い間、腎臓や目を合併症から守らなければならないからです。

また、**糖尿病がある人はプロテインの摂取は厳禁です**。

とくに若い人の場合、「糖尿病に負けない元気な体をつくろう」とばかり、スポーツクラブで鍛える傾向があります。そのときにプロテインを摂取すると、それだけ糖尿病腎症を悪化させることになります。

プロテインをすすめるトレーナーには悪気はありません。知識がないだけですから、はっきりと断ってください。

このタイプの人は、血糖値の管理をしっかり行うとともに、第5章で説明する検査を定期的に受けてください。糖尿病があると、がん、心筋梗塞、脳卒中、アルツハイマー病などのリスクが上がることを忘れないでください。

ただし、いたずらに怖がることはありません。医学の進歩により、これら生活習慣病も早期に対処すれば治る時代になってきました。さらには、ヘモグロビンA1c値を下げる薬や、糖尿病腎症を治す薬も出てきました。

そうした最新情報についても、第5章で紹介します。

タイプ3

## 肥満も糖尿病もないが、健康で長生きしたい人

# 食事の質にこだわり、全粒穀物に替える

このタイプの人は、特別に糖質制限をする必要はありません。

やせすぎている人は糖質制限は止めて、逆にたくさんの糖質を摂ってまず太ってください。やせすぎると気力がなくなり、貧血になり、白血球が減り免疫が低下し風邪を引きやすくなります。

また、甲状腺ホルモンが低下して冷えがきつくなります。コレステロール値も上がってしまいます。ですから、できるだけ早く標準体重に戻しましょう。「もっと体重を増やしたい」というときには、タンパク質や脂肪を摂っても太りません。炭水化物を食べましょう。

ただし、白米や白いパンではなく、ビタミンやミネラルが豊富な玄米や全粒粉パンなどを選ぶという具合に、**普段の食事の「質」に気を配りましょう**。

日頃から健康への意識が高く、その結果として肥満も糖尿病もないなら、今の食生活はかなりいいものになっているはずです。

一方、健康について考える習慣がなく「運良く」肥満や糖尿病と無縁でいられただけなら、今日から食事の質を高めましょう。さもないと、10年後はどうなっているかわかりません。

たとえば、**無農薬の野菜、エキストラバージンオリーブオイル、大豆製品、青魚、鶏肉**など、本書で説明してきた「いい食材」を積極的に摂り、ファストフードやコンビニのスナック菓子などには手を出さないようにしていきましょう。

また、**老化を抑え、健康で長生きするためにAGEを多く含む食事を避けましょう**。AGEは食材を高熱で調理することで増えますから、揚げ物などの多食を控えましょう。

会社や市区町村の健康診断で異常がなくても、60歳を過ぎたら、第5章で説明する各種検査を受けることをすすめます。

いくら食事に気を配っても、「絶対に病気にならない」と言いきるのは不可能です。せっかくの日々の努力を、「自分は大丈夫」という根拠のない思い込みで台無しにしないでください。できれば50歳からしっかりした検査を受けてください。

# 38 「後を引くもの」は最初から食べない

## フライドポテトは絶対に避けたい悪魔の食べ物

ファストフード店でハンバーガーを食べるとき、多くの人がフライドポテトがついたセットを注文します。

でも、そこではたいていトランス脂肪酸（心疾患のリスクを高めることがわかっている人工的な合成油）が使われています。

糖質の塊であるジャガイモを危険な油で揚げ、塩を振って塩分まで摂ってしまう……。そんな食べ物があなたの健康に寄与するはずはありません。

実際に、フライドポテトは血糖値を急上昇させますし、アクリルアミドという発がん性物質も多く含まれるので、口にしないほうがいい食品の代表です。

ファストフード発祥の地アメリカでは、レストランのメインディッシュの皿にも、たいてい大量のフライドポテトが添えられています。彼らはフライドポテトが大好きなのです。

ところが、2017年の『*The American Journal of Clinical Nutrition*』に、フライドポテトを週に2～3回食べた人は、揚げずに調理したジャガイモを食べた人より死亡率が高いという研究結果が掲載され、多くのアメリカ人にショックを与えました。[*88]

一方で、アメリカの農務省は「1人分のフライドポテトは約12～15本が適量」と推奨しています。

これに対し、ハーバード大学公衆衛生大学院のエリック・リム教授は、フライドポテトを「デンプン爆弾」と呼び、「食事の付け合わせとしておすすめなのはサラダとフライドポテト6本だ」としています。

この数字を見て、私は笑ってしまいました。「よっぽど食べたいのだな」と。

フライドポテトは、スナック菓子と同様に、**「後を引く」食べ物です**。6本だろうと12本だろうとそこでやめることは難しい。だったら、**最初から食べないほうがいいのです**。

ファストフード店やコンビニには後を引く食べ物がいっぱい。気を引き締めてかかりましょう。

# 39 ゆっくり食べると血糖値は上がりにくい

## 一人で早食いすると血糖値はドカンと急上昇

私はイタリア、フランス、スペインなどヨーロッパ諸国を夫婦で旅するのが好きです。長い休みは取れませんので、いつも1つの都市に留まって、その土地の食材や食習慣を学び、著作に役立てています。

食べるわりには妻も私も太りません。おそらく、ヨーロッパ諸国の習慣にしたがって、食事に時間をかけているからだと思います。

同じ食事内容でも、ゆっくり時間をかけると血糖値の上昇は緩やかで済みます。このことは、私自身がリブレ（血糖測定器）で測っており明確です。

また、52歳の女性美容ジャーナリストが、やはりリブレを装着し、いろいろな食べ方をして血糖値を測定してくれた結果も同様です。

彼女はイタリア料理店で友人とコース料理を注文。19時30分に食事をスタートした時点の血糖値は96でした。野菜料理、パスタ、魚料理、デザートを、シャンパン、白ワイン、赤ワインを飲みながら食べました。相当、満腹になったようですが、おしゃべりしながらゆっくり食べたためか、血糖値はずっと100前後をキープしたそうです。

帰宅した深夜12時には89まで下がっており、思わず「イタリアン万歳！」と叫んでしまったそうです。

逆に、**早食いすれば血糖値は急上昇します**。だから、ファストフードが好きなアメリカ人は、余計に太りやすいのです。

健康で長生きするための習慣を身につけるために、これまでよりも食事に時間をかけてください。ランチを20分で済ませていた人は30分に、30分かけていた人は40分にと、意識的に長くしていきましょう。

そして、**噛む回数を増やし、一口一口味わって食べましょう**。

一人で食事をするとどうしても早食いになりますから、なるべく誰かとおしゃべりしながら食べるといいでしょう。

ビジネスパーソンの食事時間について、以前は「早飯も芸のうち」といった野蛮な考え方が跋扈《ばっこ》していました。しかし、自分の健康も守れない人にいい仕事ができるはずがありません。大切な食事をゆっくり楽しみましょう。

# 40 高温加熱した商品を食べない

## 老化は高温加熱で進み、酢漬けで半減

私がその研究に没頭してきた「**AGE**（Advanced Glycation End-products ＝終末糖化産物）」とは、どういうものか説明しましょう。

ＡＧＥは、血液中にブドウ糖が多い（血糖値が高い）ことで生成される有害物質で、体内に多くできると炎症を起こし、その組織をボロボロにしていきます。

その害は、糖尿病の合併症だけに留まらず、**全身の血管、骨、筋肉、コラーゲンに及び、あらゆる病気の元となるだけでなく、シミやシワの原因にもなり、見た目も老けさせます**。

糖尿病の患者さんの合併症を進行させるのもＡＧＥで、患者さんが人工透析になってしまう恐ろしい腎症の最大の原因なのです。

このように、ＡＧＥが多ければ、それだけ全身の老化が進むのです。

２７３ページのグラフは、アメリカのジョンズ・ホプキンズ大学のチームが、ボルチモ

ア市在住の65歳以上の女性559人を4年半にわたって調査した結果です。[*89]

見ていただければわかるように、血中AGE値が0・69以上と高いグループは死亡率が上がっています（グラフは下がる）。このグループでは、4年半の間に22％にあたる123人が死亡し、そのうち心疾患によるものが54人だったそうです。

また、イタリアのトスカーナ在住の65歳以上の男女1013人を6年間観察した別の研究でも、血中AGE値が高いと死亡率が上がるということがわかっています。[*90]

AGEは体内で生成されるだけでなく、食べ物にも含まれます。

そして、血中AGE値は、その人が食べた食品中AGE値に比例するという報告[*91]も、食品中AGE値を減らせば血中AGE値が低くなるという報告[*92]もなされています。

つまり、**AGE値の高い食品は避けることが大切なのです**。

AGEは食品に熱を加えることで増えます。しかも、高い温度の熱を加えるほど増えますから、魚はできるだけ生の刺身で食べ、生食できない肉も「揚げるよりは茹でる」といった方法を選ぶようにしましょう。

また、**前もって酢に漬けてから調理すると、AGEが半減することがわかっています**。肉や魚などはマリネにしてから調理するのもおすすめです。

## 図4-3 高温加熱した食品を食べない

**ジョンズ・ホプキンズ大学による**
**559人の女性、65歳以上、4年半にわたる死亡率の追跡調査**

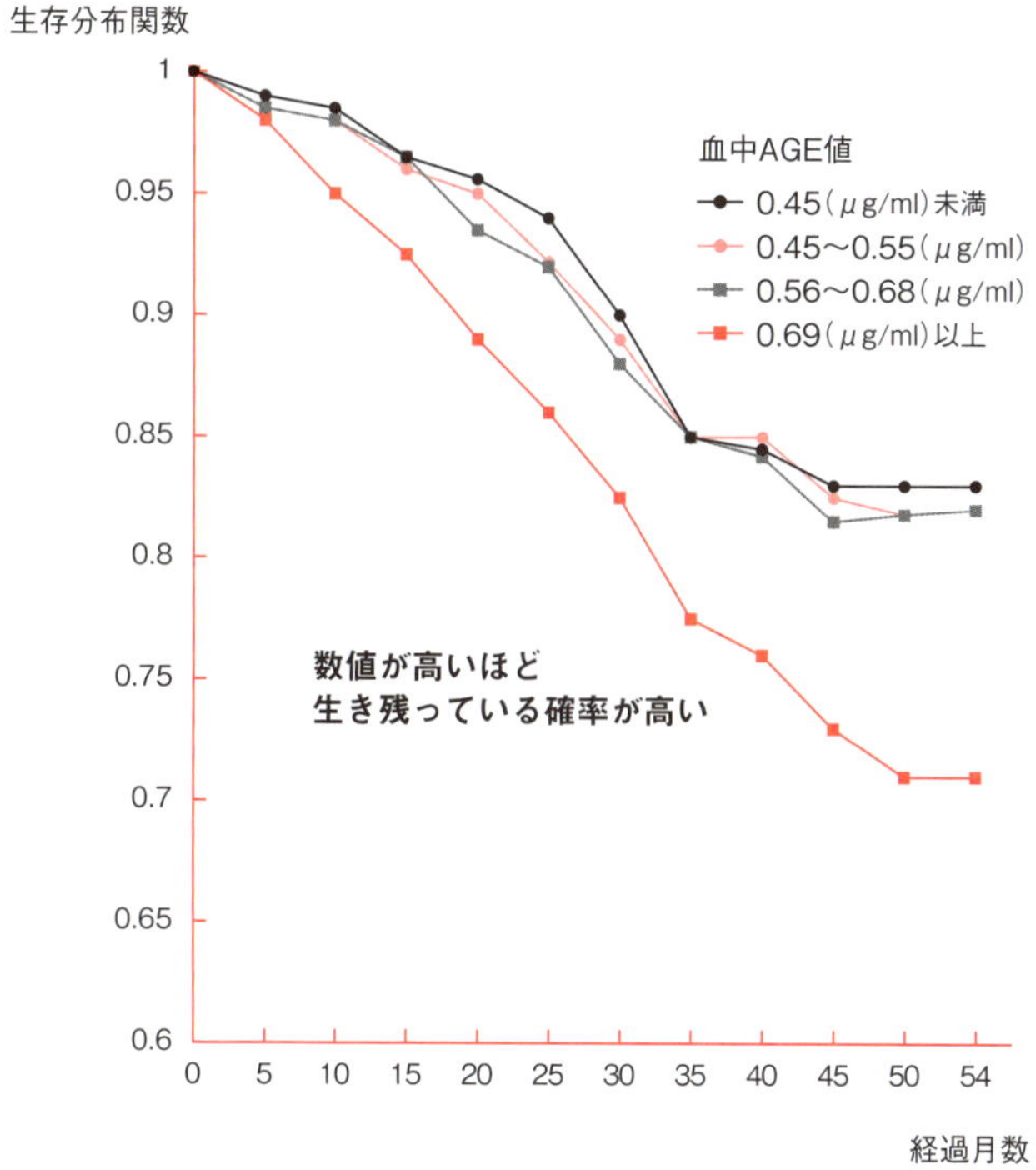


出所)Aging Clin Exp Res 2009;21,182-90より作成

# 41 パスタなら「冷製パスタ」を選ぶ

## 炭水化物が冷めるとレジスタントスターチが増える

最近、雑誌などで「レジスタントスターチ（resistant starch）」という言葉を見るようになりました。レジスタントスターチは、「難消化性デンプン」と訳されます。

基本的に炭水化物は、消化・吸収の過程ですべてブドウ糖に分解されますが、途中でいくつかのブドウ糖がくっついている状態のものを「デンプン」と呼びます。それがそのまま1個1個のブドウ糖にバラけずに大腸に届くのが、レジスタントスターチです。

つまり、ブドウ糖として小腸で吸収されないため、血糖値も上がりにくいし太りにくくなります。

レジスタントスターチは、玄米や全粒粉パンなどのホールグレイン（全粒穀物）に比較的、多く含まれています。とはいえ、あくまで「レジスタントスターチを含んでいる」というレベルであり、ホールグレインがすべてレジスタントスターチで構成されているわけではありません。

また、**炭水化物が「冷める」ことで、レジスタントスターチが増える**こともわかっています。白米でも玄米でもパスタでも、加熱するとネバネバと糊化します。それが冷める過程で、一部のデンプンが再結晶して消化しにくい構造になるのです。

だから、同じ量のご飯を食べるのでも、熱々の炊きたてよりは冷えたおにぎりのほうがいいということになります。パスタなら冷製のものを、そばやうどんも「温」よりは「冷」が有利です。

しかしながら、あくまで小さな影響に留まります。冷たい炭水化物がすべてレジスタントスターチに変わっているというわけではありません。炭水化物を食べたいときのちょっとした工夫として覚えておくといいでしょう。

# 42 白米好きは海藻から「マグネシウム」を摂る

## 糖尿病予防には貝・海藻・キノコ等が効果あり

三大栄養素のほかに、ビタミンとミネラルを加えて五大栄養素と呼びます。そのミネラルの中で、**最近、注目を浴びているのがマグネシウムです。**

福岡県久山町で1961年から続いている世界的疫学調査では、1日のマグネシウム摂取量が増加するに従い、**2型糖尿病の発症率が下がる**ことが突き止められています。*93

40〜79歳の糖尿病のない住民、約2000人を21年間にわたって追跡し、マグネシウム摂取量を分析した結果、1日のマグネシウム摂取量が148・5ミリグラム未満のグループを基準に発症率を比較すると、148・5〜171・5ミリグラムで16%、171・5〜195・5ミリグラムで33%、195・5ミリグラム以上では37%も減少したのです。

しかも、**糖尿病予備軍に近い人ほど、その効果が示されたそうです。**

ほかに、2017年の『*Diabetes Care*』に掲載されたタフツ大学の研究論文でも、マグ

## 図4-4 身近でマグネシウムが豊富な食べ物

| 野菜類 | |
|---|---|
| しその葉 | 71 |
| ほうれん草 | 69 |
| ゴボウ | 54 |

| 大豆製品 | |
|---|---|
| 油揚げ | 130 |
| 納豆 | 100 |
| がんもどき | 98 |

| 海藻類(乾燥) | |
|---|---|
| あおさ | 3200 |
| わかめ | 1300 |
| ひじき | 620 |

| 魚介類 | |
|---|---|
| するめいか | 170 |
| あさり | 100 |
| いくら | 95 |

| 魚類 | |
|---|---|
| 煮干し | 230 |
| いわし | 100 |
| 金目鯛 | 73 |

| 木の実、種子類 | |
|---|---|
| ゴマ | 360 |
| アーモンド | 270 |
| 落花生 | 200 |

可食部100グラム中の含有量(mg)、海藻類は乾燥製品

ネシウムを多く摂ると2型糖尿病発症率が15%低下することがわかっています。[*94]

とくに、白米を食べている人にその効果が高いとのこと。白米好きな人は、できるだけマグネシウムを含むものを食べるようにしましょう。

第3章でもふれたように、**貝や海藻にマグネシウムが多く含まれます。また、色の濃い野菜、豆類、卵、キノコ類もマグネシウムが豊富です**。

ご飯を食べるときのおかずには、こうした食材を多用するといいでしょう。

# 43 食事は抜かず、食べる回数を増やす

## 朝食抜きは老化と糖尿病を進める

２０１４年に日本で、健常者を対象に、朝食を食べた場合と抜いた場合の平均血糖値を比較する実験が行われました。実験には、「24時間持続血糖測定器」が用いられ、その平均を調べるというものです。[*95]

結果は、朝食を食べた場合の平均血糖値は83、抜くと89に上がりました。平均血糖値が高くなるということは、**それだけ糖尿病に近づき、また全身の老化も進めている**ということです。

さらに、２０１７年にはドイツで、健康な人17人を対象に、朝食を抜くと体にどういう影響を与えるかについての研究が行われ、以下のことがわかっています。[*96]

### 1　昼と夜の血糖値が上がり、インスリン値が上がる

**2　昼の血糖値が大幅に（46％も）上がる**

**3　1日の平均血糖値が上がる**

**4　体の炎症、動脈硬化が進む**

これらの結果が示しているのは、朝食を抜くと太りやすく、糖尿病にかかりやすく、動脈硬化が進んで老けるということです。

ほかにも、2015年にはイスラエルでも同様の報告がなされています。[*97]

血糖値は、できるだけ安定しているのが理想です。しかし、1食抜けば、空腹でかなりの低血糖状態になり、そこでドカ食いして今度は血糖値を急上昇させることになります。

つまりは、血糖値スパイクを起こしてしまいます。

1日に同じ量の食事をするなら、回数を多く分けて食べたほうが血糖値は安定します。

# 44 「緊張感」は血糖値を上げる

## 食事だけではなくストレス管理も大切

**血糖値はストレスによっても上昇します。**

私の患者さんで、準備のため朝食も食べずに法廷に上がったある弁護士が、昼食前に血糖値を計測したところ、その段階では朝も昼も食べていないのに170もあったそうです。

本来なら低血糖に陥っていてもおかしくないのにここまで上がったのは、法廷での緊張感からくるストレスで、副腎皮質ホルモンやアドレナリンが分泌されたためと思われます。

いくら食事に気をつけていても、ストレスまみれになっていたら血糖値は高めで推移します。ビジネスパーソンにとってなかなか難しいことかもしれませんが、ストレス管理は大切です。

なお、血糖値は熱い風呂に入っただけでも上がってしまいます。何につけ、**心臓がドキドキするような強い刺激は避けたほうがいい**ということです。

# 第5章

最新医療と上手に付き合い

# 100歳まで生きる方法

## 知っているだけで長生きできる健康の最前線

いくら食事に気をつけていても
絶対に病気にならない食事法はない。
長生きするために知っておきたい、
病気の早期発見が可能な「正しい検査」とは？

## 「食事×検査」で100歳まで生きる技術

### 早期発見なら「がん」「心筋梗塞」「脳卒中」はほぼ防げる

食事が健康に直結することは間違いありません。ですから、医学的に正しい食べ方を身につけていただければ、100歳まで元気に暮らしていくための条件は半分、整います。

あとの半分は、きちんと検査を受けて、必要に応じ適切な治療をすることです。**絶対に病気にならない食事法というのはないからです。**

ところが、食事には気をつけていても、こちらがすっぽりと抜け落ちている人が多いのです。せっかく高い意識を持って食事に手間やお金をかけているのですから、それを無にしないためにも、もう1つの努力を怠らないでください。

そうすれば、9割以上の人が100歳まで人生を謳歌できると私は思っています。

日本人の死因の1位はがんです。そして、心筋梗塞、肺炎と続きます。かつてはトップだった脳卒中は、死因こそ4位に下がっていますが、発症率は依然、高くなっています

（319ページ参照）。

しかし、今の医療は格段の進化を遂げており、ほとんどの病気は早期発見によって完治に持ち込めます。以前のように「あきらめなければならない病気」などほとんど存在しない時代になりつつあるのです。

とはいえ、**それも治療が可能な段階で見つけてこそ**。ここは、見誤ってはならない非常に大きな分岐点となります。

具体的には、「がん」「心筋梗塞」「脳卒中」で命を落としたり、後遺症に苦しんだりしないように心を砕いてください。さらには、ぼけないことも大事です。「認知症」の早期兆候を見つけて進行を阻止しましょう。

今の医学では、どれも可能です。

そのためには、以下の検査を毎年欠かさず受けてください。

### ① 胸部と腹部のCT検査

CTで輪切りにして撮影することで、甲状腺がん、肺がん、肝臓がん、膵臓《すいぞう》がん、胆嚢がん、腎臓がん、膀胱がん、卵巣がんなど、多くの代表的ながんを早期発見できます。心筋梗塞の恐れがあるかどうかもわかります。つまり消化器（食道、胃、大腸）以外のがんと心筋梗塞で命を奪われることはほぼなくなります。

### ② 胃と大腸の内視鏡検査

これら消化器は、その粘膜を直接見ることで、がんの早期発見が可能になります。食道がん、胃がん、十二指腸がん、大腸がんなど、ごく早期であれば検査と同時に切除できます。大腸の内視鏡検査に抵抗がある人には、最近できた簡単な大腸ＣＴ検査もあります。

### ③ 脳のＭＲＩ検査

脳の血管に動脈瘤が見つかったら、そこに内科的にコイルを詰める処置をすることで破裂（出血）を防ぐことができます。自覚症状のない小さい脳梗塞が見つかった人は、将来、重篤な脳梗塞を起こすリスクがあります。でも、血栓を抑える薬で、それを予防することができます。脳腫瘍も早期発見できます。また、海馬の萎縮度を調べることにより認知症を早期に見つけ、予防をすることもできます（詳しくは３２６ページ）。

# 45 人間ドックでは早期発見できない

## レントゲン、バリウム、超音波に頼る検査はマズい

糖尿病の患者さんは、がん、心筋梗塞、脳卒中、アルツハイマー病などあらゆる疾患にかかりやすいことがわかっていますから、私のクリニックでは、医療機関を紹介し、前述したような検査を受けてもらっています。

糖尿病は治る病気になりつつあり、患者さんは一生懸命血糖値コントロールに努めているのに、ほかの病気で命を落とさせるわけにはいきません。

患者さんの中には、「毎年、人間ドックを受けているから大丈夫ですよ」と言う人もいますが、その内容を確認すると、まったく安心できないのです。なまじ、「人間ドックを受けているから大丈夫」と思い込んでしまう分、問題は大きいとも言えます（詳しくは拙著『人間ドックの9割は間違い』をご参照ください）。

がんや心筋梗塞などでこの世を去る人の多くは、健康に無頓着で過ごしてきたわけでは

ありません。人間ドックや会社の健康診断をちゃんと受けていた人が大半です。それでも早期発見できなかったから、残念な結果になったわけです。

考えてみれば、これほど悔しい話はありません。信じて受けていた検査が、まったくあてにならなかったのですから。このように、一口に人間ドックと言ってもピンキリです。しかも、圧倒的に「キリ」が多いと思っていいでしょう。

そもそも早期発見が難しい古い性能の機器による中途半端な検査、たとえば、**肺のレントゲンや胃のバリウム、便潜血**（便に血が混じっているか調べる）、**腹部超音波**などの検査を行っているような人間ドックをあなたが受け続けて来たなら、本気で「このままではマズい」と思ってください。

というのは、これらの検査でもがんは見つかりますが、**手遅れであることが多いからです**。大事なのは助かる段階で、できるだけ早期のがんを見つけることです。

私の父は市の健診センターの理事長でしたが、腹部超音波検査しか受けなかったので手遅れの胆嚢がんになって亡くなりました。そして、腹部CT検査をしておくべきだったととても後悔していました。ドックで「便に血が混じっていないから大腸がんは大丈夫」と言われていた私の患者さんは、その後、手遅れの大腸がんが発見されました。私がすすめていた大腸の内視鏡検査を断ったことを大いに悔やみ、残念なことに亡くなりました。

# 46 長生きに最も必要なものは「知性」である

## 遺伝や直感より「正しい検査」

人は長い歴史の中で、だんだんと寿命を延ばしてきました。多くの時代、人間の平均寿命は45歳程度でしたが、今は100歳が現実になろうとしています。それは知恵をつけることで可能になったのです。

哺乳類において、脳の重さと寿命には明らかな相関関係があることがわかっています。健康で長生きするために大事なのは、**持って生まれた体よりもむしろ知性です**。「俺はもともと丈夫だから病院なんて行かなくても大丈夫なんだ」という姿勢ではダメなのです。

そもそも、「持って生まれた体」はあまりあてになりません。遺伝と寿命の関係については、これまで世界中でさまざまな研究がなされていますが、**親からの遺伝の関与は思いのほか少ないことがわかっています**。両親が長寿だからといって、あなたも同様だとは限りません。逆に、両親が短命だったからといって悲観することもありません。すべては、あなた次第なのです。

もしかしたら、あなたの体内には、すでに小さながんの芽が顔を出し、成長を始めているかもしれません。今なら間に合うけれど、2年経ったら手遅れになるかもしれません。しかし、そんなことは考えもせずに過ごしているのではありませんか?

倒れそうな建物に近寄ったら危険だとか、台風の日に外出したら危険だということはすぐに想像がつくのに、「検査をしないでいたら危険だ」と思い至らないのはなぜなのでしょう。それは、あまりにも知恵が欠けた過ごし方だと言わざるを得ません。

毎日多くの患者さんを診て思うのは、「仕事で成功するよりも、お金持ちになるよりも、健康で長生きすることが一番大事なのだ」ということです。

どうか、そのための知のスキルを身につけてください。

# 47 そろそろ医学を信じていい

## 「病気と闘うな」は大間違い

これまでもたびたびふれてきましたが、最近、日本人に大腸がんが激増し、女性では部位別がん死亡率の1位となりました。

私が医者になったばかりの40年ほど前には考えられなかったことです。

当時は日本人には胃がんが圧倒的で、消化器専門医はこう言っていたものです。

「アメリカ人には大腸がんが多いが、日本人は胃がんが多い。これは体質の違いによるものだ」

「胃がんの大きな原因に胃潰瘍がある。真面目でストレスを感じやすい日本人は胃潰瘍にかかりやすいから胃がんも多い」

当時、多くの医者はそれを信じていました。が、今となっては真っ赤な嘘でした。人種など関係なく、**食べ物が変わればかかる病気も変わるのです**。

これからも、「あのときの話は違っていたね」ということは出てくるでしょう。

しかし、「人種によって異なる」という思い込みから解放された今、**世界的規模で進化する医学をそろそろ信じていいと思います**。

私自身はただの糖尿病専門医で、がんや心臓の病気を治す知識も技術もありません。だから、自分の患者さんのために、あらゆる分野の超一流の専門医と交流を持つようにしています。患者さんに何かあったときに、最高の治療を受けてもらいたいからです。

私の治療と指導を受けてもらっている限り、患者さんが糖尿病で命を落とすことはありません。となれば、患者さんを襲うがんや心筋梗塞という恐ろしい病気から守ることが、私の一番重要な仕事になってきます。

今は医学が進歩して、難しい病気を治す技術が大きく進歩しています。と同時に、その技術の優劣に大きな差が生まれています。そういう状況にあって、各分野の名医のネットワークを構築することにより、はじめて多くの患者さんの命を救うことができるのです。

では、あなたは具体的にどうしたらいいでしょうか。

私の提案しているＣＴや内視鏡を使った検査は、都心でなくとも受けられるはずです。しかし、求めなければやってもらえないことが多いでしょう。

まず、あなたの主治医か近所の内科医に**「これらの検査をしたいので、いい病院やクリニックを紹介して欲しい」**と頼んでください。

そのときに、「そんなものは必要ない」と上から目線で決めつけたり、不快な対応をするようなら、おそらくあなたの主治医として失格です。なぜなら勉強していないからです。勉強している医師ならば、がんなどは早期発見・早期治療が不可欠だと知っており、そのための検査や治療の価値を充分に理解しているはずです。

確実に早期に病気を見つける検査を受け、適切な治療を行って100歳まで元気に長生きするか、それとも自ら可能性を捨ててしまうか。あなたが選ぶべきは、前者であることは言うまでもありません。

**間違っても、「病気とは闘わずに受け入れろ」といった風潮には与《くみ》しないでください。**

こうして予防・治療する！

# 100歳まで生きる方法 三大死因①がん

## ケース1

### 早期肺がんをロボット手術で根治（男性・59歳）

毎年、検査を受けてもらっている医療施設から私のところに送られてきたAさんの報告書に、気になる記述がありました。前回も指摘されていて様子を見ていた右肺のすりガラス状陰影が前回の7ミリから今回は10ミリに微増しており、がんの恐れが出てきたとのことでした。

そこで、肺がん手術の第一人者として有名な、ある大学病院の教授に紹介。詳しく調べてみると、ごく早期の肺がんということがわかりました。

通常、肺がんの手術は胸を開いて胸骨を切るので大変に大がかりなものになります。ところが、早期だったために、ダヴィンチという手術支援ロボットを操作しながらの手術が行われることになりました。

おかげで、脇腹などに6つの穴を開けただけで完全にがんを取り去ることができ、Aさんは1週間で退院できました。命拾いをしたことをとても喜んでくれました。

ケース2

## 内視鏡検査中、その場でがん細胞のあるポリープを切除（男性・57歳）

Bさんは、胃と大腸の内視鏡検査を受けている最中に、横行結腸に5ミリ、S状結腸に8ミリのポリープが発見され、その場で両方とも内視鏡下切除が行われました。

その後、詳しい病理検査を行ったところ、横行結腸のポリープは良性でしたが、S状結腸のほうからはがん細胞が発見されました。

しかし、周囲への浸潤はない早期の上皮内がんであり、すでに内視鏡下できれいに取り切れているため、それ以上の治療は必要とされませんでした。

## ケース3

### 人間ドックで見落とされた大腸がん（女性・63歳）

女性に大腸がんが激増していることから、Cさんにも大腸の内視鏡検査を強くすすめました。しかし、「どうしても嫌だ」と受けずにいました。人間ドックの便の潜血検査では異常は発見されず、「便に血が混じっていないから大腸がんの心配はない」と担当医に言われていたそうです。

ところが、同じ人間ドックである年、「今回は便に血が混じっているから精密検査を受けてください」と指摘され、ようやく大腸内視鏡検査を行ったら、すでに手遅れ。余命半年と宣告されました。

最後に糖尿病の診察に来たときに、「もうすこし強く、大腸の内視鏡検査をすすめてほしかった」と言われたことが忘れられません。残念な思いが残る患者さんとなりました。

## 48 男性は肺がん、女性は大腸がんが急増

### 日本人がかかりやすいがんの謎

296ページのグラフは、日本人のがんの部位別死亡数を示したものです。

**男性では肺がん、女性では大腸がんの死亡数が多くなっています。**しかも、どちらも患者が激増しています。この数字を見れば「検査は嫌だ」などと言っていられないはずです。

昔も今も女性より男性に肺がんが多いのは、それだけ受動喫煙率が高いことも影響していると私は思っています。一緒に行った居酒屋で上司がタバコを吸っていれば、吸わない人も隣でがまんするしかないでしょう。

一方、女性に大腸がんを手遅れにする人が多いのは、検査に対する抵抗感が強いことも大きいでしょう。

もっとも、原因は単純ではありません。空気汚染や化学物質、不自然な食べ物が溢れる今の日本は、国民の半分ががんになり3分の1ががんで亡くなっています。つまり、最も

## 図5-1 男性は肺がん、女性は大腸がんが死亡数1位

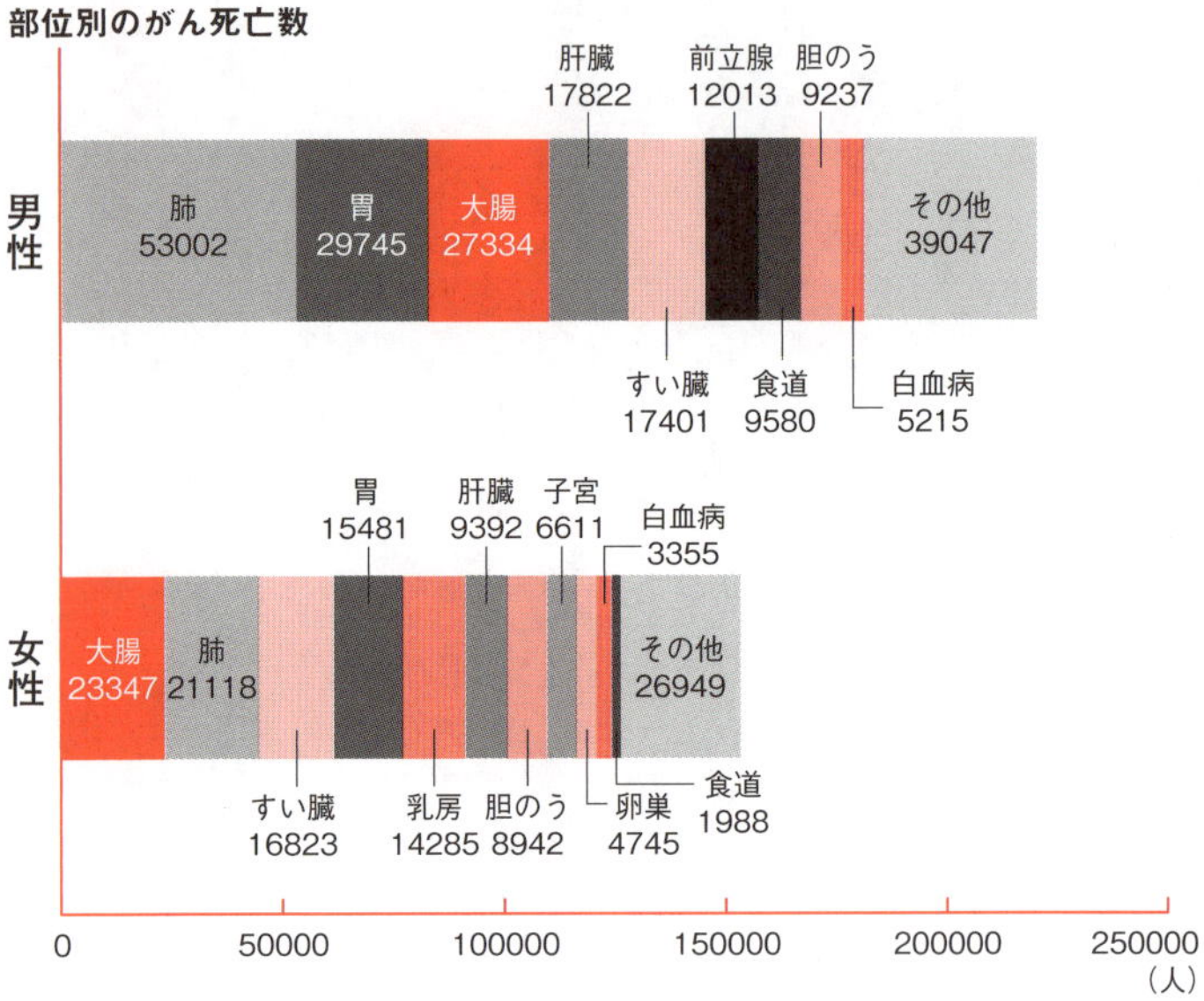


出所）厚生労働省『2017年人口動態』

多い病気ががんなのです。他人事ではなく「私もいつかがんになる」と思ったほうがいいでしょう。

しかし、発症率は高くても、早期発見・早期治療ができれば助かります。

毎年、私の患者さんだけで、CT検査によって約20人、内視鏡検査で5〜6人にがんが見つかりますが、すべて早期のため、みなさん命拾いをしています。

# 49 肺のレントゲンは意味がない
## 男女問わず恐い肺がんはCTで早期発見できる

肺がんの場合、10ミリ以下で見つかると、完治できると言われています。しかし、従来の健康診断で行われている肺のレントゲン検査では、**多くは20ミリ程度まで大きくならないと発見できません**。しかも、前方からの1枚だけの撮影で、画像は不鮮明です。

一方、CTはミリ単位で輪切りにした写真を最大100枚ほど撮ります。そのため小さながんでもはっきり捉えることができるのです。影が小さすぎて判断できなくても、次に撮影したときに影が成長していたらがんだとわかります。その場合でも早期発見すれば負担の少ない治療が選べます。その最も進んだ治療がダヴィンチによるロボット手術です。

肺がんは、喫煙者でなくともかかりますし、女性にとっても部位別死亡原因2位と恐いがんであることに変わりはありません。レントゲン検査の「異常なし」で安心せず、CT検査を受けましょう。

# 50 便潜血検査は信用しない

## 大腸内視鏡の検査ならその場で切除も可能

会社や市区町村の健康診断では、大腸がんを調べるのに便潜血検査が用いられます。しかし、これはまったくあてになりません。

まず、がんがあっても便に血液が混ざるとは限りませんし、便をとった日の状況によっても変わります。しかも、便潜血検査で陽性反応が出たときには、**たいていがんは大きくなっています。手遅れということも多いのです。**

また、痔疾を患っていると、普段から出血が見られるため、勝手に「痔のせいだろう」と判断して再検査を受けない人も多くいます。

大腸がんの発見には、内視鏡検査が一番です。早期であれば、「ケース2」のBさんのように内視鏡で、その場で切除するだけでおしまいです。

一方で、この検査をしないでいると「ケース3」のCさんのような残念な結果になってしまうのです。

一般的に腕のいい医者なら、鎮静剤を注射して、眠っている間に素早く胃と大腸の検査を終えてしまいます（鎮静剤を注射するとすぐに気持ちよく眠ってしまいます）。患者さんは、検査を終えた後に起こされ、「もう、終わったのですか」と聞くくらい楽です。

実は、腕のいい医者でないとこれはできません。うまく内視鏡を操作できずにグズグズしていれば、患者さんが眠りから覚めていきなり動いてしまうかもしれません。それによって、腸に穴を開けるという事故にもつながります。

また、鎮静剤の使い方や量の加減も簡単ではありません。

だから、**腕に自信がない医者は、患者さんが起きている状態で検査をしたがります**。

こういう医者にかかれば、結局、患者さんが苦しむことになるのです。

とくに、大腸の検査は難しく、下手な先生にまかせると危険です。

実際に、無理なカメラ操作に「痛い」「苦しい」と訴えているうちに腸に穴を開けられ、緊急手術で人工肛門にされた患者さんもいます。

# 51 大腸CTなら安全で低負担

## 内視鏡いらずの安全な検査方法も登場

多くの女性が心配している乳がんは、部位別発生率ではトップですが死亡率は5位です。部位別がん死亡率で見れば、女性は大腸がんが1位。つまり、現代の女性に長生きしてもらうためには、**大腸がんの早期発見が不可欠です**。

私の患者さんも、毎年1～2名の女性が大腸がんで亡くなっていますが、その全員が大腸内視鏡検査を拒否していたために早期発見がかないませんでした。

それには色々な理由があります。

ある女性は、過去にほかの施設で受けた内視鏡検査がつらかったためにトラウマになってしまったようです。

検査の前に水に溶かした不味い下剤を2リットル近く飲むことが、どうしてもできないという人もいます。

また、お尻からカメラを入れられることが恥ずかしくて嫌だというのもあるでしょう。加えて、前述したように下手な医者にまかせると苦しいだけでなく、腸に穴を開けられることがあります。とくに、患者さんの大腸に「憩室」というポケット状のものがあると、余計に事故が起きやすいのです。

しかし最近、こうした理由から大腸内視鏡検査を拒絶する人に、朗報がもたらされました。より簡単な**「大腸ＣＴ検査」**が可能になったのです。

大腸ＣＴ検査は、腸をガスで膨らませてＣＴで大腸を撮影するもので、時間も10～15分程度と短くて済みます。事前に使う下剤も普通の飲み薬ですし、腸に穴が開くという危険もありません。「その検査なら私も受けたい」と、とくに女性に大人気です。

ただし、唯一の欠点として、内視鏡のように発見されたポリープをその場で切除するようなことはできません。とはいえ、この検査を受けていれば早期に大腸がんは見つかります。大腸内視鏡が嫌なら、この検査ができる施設を探してください。

# 52 胃のバリウム検査は百害あって一利なし

## 胃がん、食道がんは内視鏡で早期発見

かつて「胃には強い酸があるから細菌は生息できない」と考えられていました。

そのため、1983年にオーストラリアのバリー・マーシャルらによってピロリ菌（ヘリコバクター・ピロリというらせん形の細菌）が胃の粘膜にすみついていて、それが慢性胃炎や胃潰瘍の原因になっていると発表されたときは世界中の医療関係者が驚きました。

**胃潰瘍はストレスによるものではなく、感染症だというのですから。**

マーシャルは、自らピロリ菌を飲んでピロリ菌が胃炎を起こすことを証明しました。

そしてその後、この菌は胃がんの原因にもなっていることがわかったのです。2005年、この発見に対してノーベル賞が与えられました。

日本は先進国の中でもピロリ菌の感染率が高く、同時に胃がんの発症率や死亡率も高かったのですが、今は薬剤によるピロリ菌の除去法が確立されてきました。それに伴って、

日本人の胃がんはこれから減っていくはずです。

とはいえ、まだまだメジャーながんですから、胃の内視鏡検査は必ず受けましょう。この検査を受けていれば、予後が悪いとされる食道がんも早期に発見できます。

一方で、バリウム検査は非常にナンセンスです。**早期の状態ではまず見つかりませんし、怪しいところがあったら結局、内視鏡検査をすることになります。**また、胃のバリウム検査では、かなりの被曝をします。

だったら、最初から内視鏡で見てもらったほうがはるかに効率的でしょう。

ただし、内視鏡検査によって胃に穴が開いたり出血したりすることもあるので、熟練した医者に診てもらいましょう。

## 53 腹部超音波検査は頼りない

### 恐い膵《すい》臓がんの早期発見も可能

罹患数はさほど多くないのに、死亡率が高いのが膵《すい》臓がんです。今では、このがんの怖さを多くの人が知るようになりました。

膵臓、胆管、肝臓、腎臓、卵巣などのがんを発見するために、従来の健康診断では腹部超音波検査を行います。しかし、壊れたテレビ画面のような不鮮明な画像では、なかなか早期発見にはいたりません。

それに、ほかの臓器の奥に隠れた臓器の様子はつかめません。とくに膵臓がんのように悪性度の高いものは、超音波では早期発見がなかなかできません。**見逃したくないがんほど、見逃してしまいがちなのが腹部超音波検査と言えます。**

放射線科の専門医に聞いてみたところ、悪性度の高い膵臓がんを見つけるには、造影剤を使ってＣＴ検査を行うのが一番だとのこと。それによって、がんに造影剤が取り込まれ、はっきりと描写され見落としがなくなるそうです。

ただし、造影剤にアレルギーがある人もいて、重篤なショック状態を起こすことがまれにあります。また腎臓を悪くする副作用（造影剤腎症と呼ばれています）もあるので、糖尿病の患者さんで腎臓が悪い人には注意が必要です。

造影剤を使いたくない人のために、膵臓のところだけ細かく検査するMRICPという検査もあります。被曝はまったくせずに膵臓がんが早期に発見できます。

いずれにしても、腹部もCT検査を行うことで、超音波検査より精度の高い診断が可能になります。

# 54 乳がんは乳腺MRIをプラスする

## 疑わしい場合は診断の専門医がいる病院を探す

胸部のCT検査では、肺がんだけでなく乳がんも発見できます。

ただ、乳腺は特殊な組織であるため、完全ではありません。乳がん診断のプロの放射線科医の話では、乳がんは乳腺という管によって離れた部位にがんが広がっていくことが多いそうです。乳がんが心配な女性は、**乳腺MRI検査をプラスしてください**。

MRIは、核磁気共鳴画像といって、撮影には大きな音が伴いますが、マンモグラフィのような痛みも被曝もありません。とくに、最近はMRIの機械の精度が格段に高くなっています。

なお、もし乳がんが疑われるようなら、チーム医療を行っていて、そこに**放射線科の専門医が加わっている医療機関**を訪ねてください。

前述したように、乳がんは乳腺を通って離れた場所に散らばっていることがあります。

だから、**このがんはとくに確実な診断を下し、転移の状態を確認してから最後に乳腺外科医に手術してもらうという流れが大切です**。診断と治療法を決めるベストの医師は、外科医ではなく放射線科医なのです。

ところが、たいていの病院では、他の病院やドックで乳がんが疑われて来た患者さんは、すぐに乳腺外科に回されます。そこで外科の医師が診断を下すわけですが、「まだはっきりしないから半年間、様子を見ましょう」などということがままあります。

しかし、その判断が間違っていれば、様子を見ている間にがんが広がり手遅れになってしまうのです。

だから、初期の段階での放射線科医による診断がとても大事です。確実な診断を下してくれる医療施設を探してください。

最先端の予防・治療法

# 55 前立腺がんは腫瘍マーカーでわかる

## 「治せるがん」なので怖がらずに検査を

腫瘍マーカーでは、早期がんの発見はままなりません。この検査はどちらかというと、「がんがどのくらい進行しているか」について把握することに長けています。

しかし、唯一の例外として、**前立腺がんを発見する「PSA」は信用できます**。腫瘍マーカーは血液を採るだけの簡単な検査です。私の患者さんにも、50歳を超えた男性には年に1度この検査をすすめています。すると、前立腺がんが見つかるわ、見つかるわ……。毎年10人前後に、この病気の名医を紹介していますが、ほとんどの患者さんは手術せずに放射線治療で治してもらっています。

その名医は、**「あと20年もしたら前立腺がんは男性が罹患するがんの1位になる」**と予測しています。このように、男性に激増している前立腺がんですが、進行も緩やかで「治せるがん」の代表です。男性は、50歳を過ぎたら必ずPSA検査を受けましょう。

# 100歳まで生きる方法 三大死因②心筋梗塞

## ケース4 75％まで詰まったらステントを入れて予防（男性・68歳）

Dさんも、毎年きちんと検査を受けており、メタボ以外には、これといった異常は指摘されていませんでした。

私は、患者さんの胸部CTの依頼状に「心臓の冠動脈をよく見てください」と書きますから、必ずそのことについて報告書に記載されます。

毎年行っていた過去のCT検査では、「冠動脈に石灰化は認められない」という報告だったのが、2013年に「冠動脈の石灰化が認められる」という記述が加わりました。これは心筋梗塞の恐れが出てきたということです。

私の経験では、これを書かれた糖尿病の患者さんの3割が、心臓が危ない状態になっています。7割はまだ大丈夫だけれど、定期的に冠動脈CT（311ページ参照）という心臓の血管を詳しく調べる検査をしなければいけない状況です。

そこで、Dさんには早速、この検査を受けてもらいました。

すると、2013年の時点では、冠動脈の1本に50%の狭窄があることがわかりました。

それでもまだ、「様子を見ましょう」という段階です。

ところが、2018年に再度、検査を受けると、一気に75%まで狭窄が進んでおり、慌ててステントを入れる内科的なカテーテル治療を受けました。75%以上の狭窄があると、そこに血栓が詰まって心筋梗塞を起こすからです。

カテーテル治療では、その狭窄部分をバルーンという風船で拡張させ、その後ステントという金属の管を入れます。上手な医者ならこの内科手術をなんと5~10分で終わらせてくれます。Dさんも、たった5分でカテーテル治療は終わり、充分な血管拡張に成功し、命拾いしました。

# 56 冠動脈CTが心筋梗塞死を防ぐ

## 昔は無理だった心臓の血管が見えるようになった

アメリカでは、がんではなく心筋梗塞が死因のトップを占めています。

心臓には「冠動脈」と呼ばれる3本の大きな血管があります。このどれかが詰まって血液が流れなくなると、その部分が壊死してしまいます。壊死すれば激烈な痛みや苦しみに襲われ、早く処置しないと死に至ります。これが心筋梗塞発作です。

日本でも心筋梗塞が増えていて、とくに糖尿病の患者さんの場合、がんを抑えて死因トップになりそうな予感が私にはしています。

心筋梗塞は恐い病気ではありますが、**血管が75%詰まった段階で、予防的治療としてその部分に先ほど述べたステントという金属の器具を入れて血管を広げれば大丈夫です**。

ここで、「どのくらい詰まっているのか」を知るために行われるのが冠動脈CT検査です。心臓が心配な人は、この検査を追加で受けてください。

かつては「心臓の血管（3ミリの太さ）をCTで撮るのは無理」と言われてきました。心臓は絶えず動いているために、画像がどうしてもぶれてしまうからです。しかし、**技術の進歩で撮影スピードが上がり、今では冠動脈の狭窄状態をはっきり見ることができるようになりました**。

この検査でリスクが高いとわかった時点でカテーテルを行い、**危ない状態であればステントを入れて治すことができるのです**。

一方で、この治療は医者の腕に大きな差が出ますから、ネットの検索などで経験豊富な医者を探す必要があります。

まずは、胸部CTを受け、引っかかった人がこの冠動脈CTさえ受けていれば、心筋梗塞で亡くなることはありません。

もちろん、最初から冠動脈CTを受けることもできます。糖尿病歴が10年以上あったり、悪玉コレステロール値（LDLコレステロール値）が高いなど、心筋梗塞が心配な人は、一度この検査を受けてはいかがでしょうか。

# 57 心筋梗塞に気づかない人がいる

## 糖尿病患者は狭心症の症状がない

心筋梗塞の発作は、最も苦しく恐ろしいものだと言われています。

私が医学部の学生だったとき、その苦しみをたとえて「自分の心臓が鉄の氷のような手で握りつぶされるようだ」と循環器の先生に教わりました。当時も今も、「苦しい、助けてくれ！」と胸をかきむしりながら救急車の中で亡くなる患者さんがたくさんいます。

ところが、糖尿病の患者さんや高齢者の場合、その症状がまったく出ないままに突然亡くなってしまうことがあります。

普通、冠動脈がある程度狭窄してくると、「狭心症」といって胸が締めつけられる症状が出ます。その段階で不安になって病院を受診し、心筋梗塞にならないよう定期的に冠動脈CT検査を受けることになります。

しかし、糖尿病を持っていると、合併症の神経障害によって狭心症の症状に気づかず、心筋梗塞まで進行させてしまうのです。高齢者も神経が鈍くなっていて同じようなことが起きます。これを**「無痛性心筋梗塞」**と言います。

昨日までテレビに出ていた有名人が、朝になったらいきなり心筋梗塞で亡くなっていたという報道をよく耳にします。彼らの中には糖尿病の神経障害で、心臓がそこまで悪化していたことに気づかなかったケースも多いと思います。

先に紹介した「ケース4」のDさんの場合も、まったく狭心症の症状を訴えることはありませんでした。**もし、胸部ＣＴ検査を受けていなかったら、命を落としていたと考えられます。**

# 58 LDLコレステロール値を劇的に下げる薬が出た

## 高脂血症の悩みや心筋梗塞は激減が予想される

これまで、LDLコレステロール値を下げる薬としてクレストールやメバロチンなどのスタチン系というものがあり、効果はそこそこでした。ところが、最近になって、LDLコレステロール値を劇的に下げる薬が出てきました。「PCSK9阻害薬」と呼ばれる免疫チェックポイント阻害薬（モノクローナル抗体）です。

免疫チェックポイント阻害薬としては、がんの特効薬とされる**オプジーボ**（一般名ニボルマブ）を思い出す人が多いでしょう。しかし、今はいろいろな疾病に対する免疫チェックポイント阻害薬の開発が進んでいます。リウマチなどの膠原病、喘息、乾癬も免疫チェックポイント阻害薬で治るようになってきています。

その一種、**「エボロクマブ（evolocumab）」（商品名レパーサ）**による、LDLコレステロール値低下効果が2017年の『*LANCET*』に掲載されました。[*98]

エボロクマブは2週間～4週間ごとに1回、自分で注射する薬です。そこでは、2万5000人を超える調査対象を、およそ半分ずつの群に分け、一方にはエボロクマブを、もう一方にはプラセボ（偽薬）を投与しました。

すると、エボロクマブ投与群では、LDLコレステロール値の大幅な低下が見られました。具体的には、13％の人が70以下に、31％の人が50以下に、そして、10％の人はなんと20以下にまで下がったのです。LDLコレステロールの基準値は139以下ですから、効果のほどがわかるでしょう。

当初は「ここまで下げていいか？」という疑問もありましたが、治験の結果では副作用はほとんどなく有意に心筋梗塞などのリスクが低下しています。

そこで、米国心臓協会では、2018年11月のシカゴ学会で、糖尿病の患者さんやコレステロール値がかなり高い人で、すでに冠動脈の病気を持っていて危険な場合、LDLコレステロール値を70未満という極端に低い数値に下げることが目標になりました。[*99]

エボロクマブの登場により、大幅にコレステロール値を下げることが可能となった今、血管系疾患（心筋梗塞や脳梗塞）の治療が大きく変わるでしょう。少なくとも、心筋梗塞は激減していくのではないかと思われます。

# 59 動脈硬化を治す薬が出た

## 生活習慣による不治の病も治る時代へ

今までは、心筋梗塞や脳梗塞を引き起こす動脈硬化は、治すことはできないと考えられてきました。しかし、動脈硬化の原因は慢性的な血管の炎症だということがわかってきたため、この炎症を強力に抑えることができれば、動脈硬化の治療も可能だという認識が医療関係者の間で広まってきました。

動脈硬化が治せれば、心筋梗塞や脳卒中も予防できます。そして、それを実証する調査結果が、２０１７年の『*NEW ENGLAND JOURNAL OF MEDICINE*』に載っています。[*100] **「カナキヌマブ（canakinumab）」（商品名イラリス）**という薬を、心筋梗塞を起こしたことのある患者さんに3カ月ごとに注射すると、心筋梗塞の再発や脳梗塞の併発を予防する効果があるというのです。

カナキヌマブの投与量を50ミリグラム、１５０ミリグラム、３００ミリグラム、および、

**図5-2 動脈硬化も服薬で治る時代に**

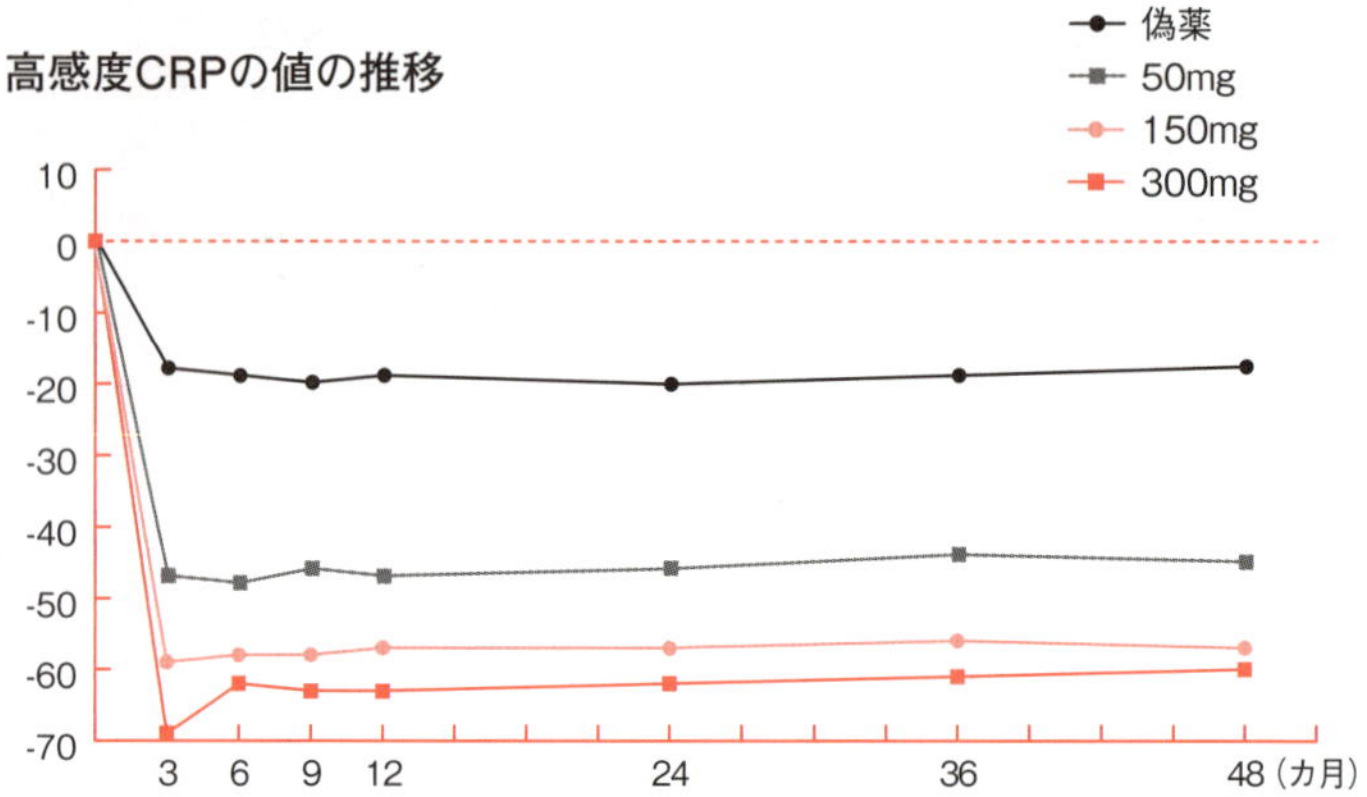


ＣＲＰ＝体内に炎症反応などが起きているときに血中に現れるタンパク質
出所）N Engl J Med 2017, 377 :1119-31

プラセボを与える計４つのグループに分けて48カ月にわたって調査したところ、ＬＤＬコレステロール値、ＨＤＬコレステロール値、中性脂肪値には、とくに大きな変化は見られなかったものの、「高感度ＣＲＰ」という炎症を測定する数値が**３カ月後には劇的に改善される**ことがわかったのです。

上のグラフにある通り、カナキヌマブの投与量を増やすほどその改善度合いも高くなっています。この抗炎症効果によって、**心筋梗塞や脳梗塞の進展が抑えられ、命を落とすことは避けられる**と考えられます。

これまで「動脈硬化を治す方法はない」と言われていたのが、覆る可能性が出てきたわけです。

こうして予防・治療する！

## 100歳まで生きる方法 三大死因③脳卒中

### ケース5 思ってもいなかった脳梗塞の痕跡（女性・56歳）

Eさんは最近になって会社の健康診断で糖尿病が疑われ、私のクリニックを訪ねてきました。

私が「糖尿病以外の病気も心配だから、いろいろ検査を受けてくださいね」と話すと、ちょっと驚いた様子でした。

そんなEさんが、脳のMRI検査で「ラクナ梗塞」を指摘されました。ラクナ梗塞とは、非常に小さい梗塞の痕跡で、糖尿病の患者さんには2割くらいの割合で見つかります。

しかも、これが見つかった人は、将来、大きな梗塞を起こすリスクが高いこともわかっています。

そこで、Eさんにはバイアスピリンという血液をサラサラにして血栓ができにくくなる薬を飲んでもらうことにしています。この薬の脳梗塞予防治療に関しては医学的に認められています。

「先生のところに来なかったら、脳のＭＲＩ検査なんて受けようとも思いませんでした。もしかしたら今頃、大変なことになっていたかもしれませんね」

Ｅさんは、胸をなで下ろしたところです。

## 60 MRI検査で血管の詰まりが発見できる

### 脳血管の病気は後遺症も苦痛

脳卒中は、1980年頃まで日本人の死因1位でした。今は、がん、心筋梗塞、肺炎に抜かれましたが、患者数自体は非常に多く、命は助かっても後遺症に苦しめられるので、決して侮ることはできません。

前に紹介した2013年の筑波大学などの研究（144ページ参照）では、日本人約8万2000人を11年間調査したところ、脳卒中が3192人（脳梗塞1939人、脳出血894人、くも膜下出血348人）に対し、心筋梗塞はわずか610人でした。**つまり脳卒中は心筋梗塞より5倍以上高頻度に起きているのです。**

しかし、脳のMRI検査で血管の状態を把握し、問題が見つかれば適切な治療を受けることで大事に至らずに済みます。MRI検査では、脳腫瘍も見つけることができますし、認知症の進行度合いもわかります。50歳を超えたら、毎年受けたい検査です。

## 61 くも膜下出血は若い人にも多い

### 復帰できるのは3人に1人、早期発見で破裂を阻止する

「ケース5」のEさんのように、MRI検査を受けることで、自分では考えてもいなかった脳の血管の異常がわかることがあります。

脳動脈瘤もその一つです。脳動脈瘤は、その名の通り、脳の動脈の一部が瘤のように膨れ上がっているものです。脳動脈瘤が恐いのは、破裂すると脳を包んでいる「くも膜」という膜の内側に出血が広がることです。これが、**くも膜下出血**です。

先に紹介した約8万2000人を調査した研究でも、くも膜下出血は11年間に348人という結構な数を示しています。

**比較的、若い人にも起こりますし、突然死の大きな原因になっています。**

脳動脈瘤は、破裂するまで痛くも痒くもありませんから本人は気づかず、ある日突然、頭を棍棒で殴られたような頭痛や吐き気に襲われます。初回発作での致死率も高く、後遺

症もあるので、社会復帰できる人は3分の1くらいに留まります。

でも、MRI検査で脳動脈瘤の存在が確認されれば、事前の予防が可能です。以前は頭蓋骨を開けて動脈瘤の根元の血管をクリップで挟む大掛かりな外科手術が必要でした。しかし、今は太ももの付け根の動脈から内科的にカテーテルを使い、動脈瘤にコイルを詰めて簡単に破裂を防ぐ治療が可能です。

## ケース6 すぐ目の前にあったボケを撃退（男性・76歳）

Fさんは、71歳のときに受けた脳のMRI検査でショックな結果を手にしました。認知症の心配が出てきたのです。

脳のMRI検査に最新のソフトを加えると、「VSRAD解析」といって海馬の萎縮度を調べることができます。その結果は以下のようなクラス分けがされています。

0～1　関心領域内の萎縮はほとんど見られない
1～2　関心領域内の萎縮がやや見られる
2～3　関心領域内の萎縮がかなり見られる
3～　関心領域内の萎縮が強い

ここで言う「関心領域」とは海馬のことです。たいていの人が1未満を示す中で、Fさんの数値は2・35という結構高いものでした。

この検査結果に対して、私の次のような治療方針を立てています。

0〜1　認知症（＝アルツハイマー病）の心配はない。
1〜2　ちょっと危ないのでできれば予防のサプリメントを服用する。
2以上　かなり危なく、認知症予防の薬を服用すべきか否か認知症専門医を受診する。

2・35だったFさんには、早速、認知症治療の第一人者を紹介し、いろいろな検査を受けてもらいました。その結果「今は治療薬服用の必要はない」との診断。

しかし、本人と奥さんから「様子を見ているうちに認知症になっては困ります。何か良い予防の手立てはないでしょうか」という強い要望があり、私はイチョウ葉エキスのサプリを飲んでもらうことにしました。

10年以上も前、イチョウ葉エキスが認知症予防に効果があるという論文が載っており[*101]、私自身ずっと飲み続けていたので、Fさんにもすすめてみたのです。

すると、VSRAD解析の数値が、翌年には1・95に、翌々年には1・78に、3年後にはなんと0・81にまで下がりました。

Fさんは今もイチョウ葉エキスを飲み続け、ボケとは無縁の生活を送っています。

ほかにも、イチョウ葉エキスによってVSRADの数値が改善する患者さんが多くいることに、私も驚いています。

# 62 もの忘れが気になったら「VSRAD解析」を受診する

## ボケたらもの忘れにも気づかない

脳のMRI検査自体はいろいろな施設でやっていますが、海馬の萎縮度を調べるためには**VSRAD解析**が必要です。認知症が心配な人は、それができるかどうか前もって確認してから検査を受けるといいでしょう。

VSRAD解析の結果が2を超える（＝海馬の萎縮がかなり見られる）ようなら、必ず専門医にかかるようにしましょう。**今では認知症予防の薬が4つも出ています。**また、専門医のところでは、薬だけでなく認知機能を改善する方法を指導してくれます。

「どういう病院にかかったらいいかわからない」と、ぐずぐずしないこと。かかりつけ医に「最近もの忘れがひどいから、ちゃんと調べてくれるところに紹介状を書いてください」と言ってみましょう。本当にボケてしまったら自分がもの忘れをしていることにも気づかなくなるそうです。そうなっては手遅れだということを忘れないでください。

こうして予防・治療する！

# 飲んでいいサプリ

100歳まで生きる方法

## 63 サプリ選びこそ「知性」

### 「効果がない」と証明された商品には要注意

世の中に多く出回っているサプリメントとどうつきあうかは、知性の見せ所です。サプリメントの中には**イチョウ葉エキス**など、効能がある程度確認されているものもあります。また、コエンザイムQ10は「効くに決まっている」サプリメントです。というのも、コエンザイムQ10は、**もともと心臓の薬として使用されてきた成分なのです**。

市販のビタミン剤も一種のサプリメントと考えるなら、やはりそれなりの効果があります。ほとんど薬に近いからです。

こうした、効果が期待できるサプリメントを摂取するときには、含有成分量のチェックが必要です。安価な製品は、錠剤は大きくても、そこに含まれる肝腎な成分量が少なかったりします。

もちろん、製造過程が信頼のおけるものであることは必須です。注意してもらいたいのは、テレビＣＭを打っている企業なら大丈夫だと思ってはならないということです。

厳しい試験を経て承認されている医薬品と違って、**サプリメントは相当インチキなものも出回っていると考えたほうがいいでしょう**。

とくに、「がんに効く」とうたっているものは疑ってかかりましょう。がんの患者さんは藁《わら》にもすがる思いでいます。そういう心理につけ込んだ商売をしているのだと冷静に判断する必要があります。

グルコサミンやコンドロイチンについては、何度も述べてきた通りです。

２００６年の『*NEW ENGLAND JOURNAL OF MEDICINE*』に、グルコサミンとプラセボを使った実験結果が掲載されました。そこには、プラセボはもちろんのこと、グルコサミンも**膝などの関節には効果がないと明記されています**[*102]。

# 64 肝油は古くて新しい健康維持サプリ

## 昔から良いとされた補助食品の隠れた威力

序章で紹介した「ポッテンジャーの猫」の実験では、補助食品として肝油が用いられました。もしかしたら、肝油がなければ、欠陥食を与えられた猫たちは、もっと早くに死んでいたかもしれません。また、世界中を旅して昔からの食生活を続けている人たちを調査したプライス博士は、患者さんの治療に肝油を用いました。

**肝油は、タラやサメなどの肝臓から抽出した液体の脂肪です。**ビタミンAやビタミンD、ミネラル分など優れた成分が豊富で、60代以降の世代では、子どもの頃に親から飲まされた記憶があるのではないでしょうか。

肉でも魚でも野菜でも、加熱することでビタミンやミネラルは大きく損なわれます。それを補ってくれる肝油は、現代人の健康維持に寄与する古くて新しいファクターと言えそうです。今でも、ドロップや錠剤で市販されていますから、試してみてはどうでしょう。

## 65 ビタミンDはがん予防効果が期待できる

### ただし、脂溶性のため飲み過ぎは危険

国立がん研究センターや保健所のチームが、血中ビタミン濃度とがんの罹患リスクについて行った研究結果が、イギリスの内科学会誌『BMJ』に掲載されました。[*103]

その研究では、調査開始時の1990年に、全国8県（岩手県、秋田県、長野県、茨城県、新潟県、高知県、長崎県、沖縄県）に住む40～69歳の男女約3万4000人から血液の提供を受け、その後、2009年まで追跡が行われました。

血中ビタミンDの濃度については約4500人を測定しており、その人たちの数値によって4つのグループに分けて調査されました。

すると、血中ビタミンD濃度が最も低いグループが、ほかのグループよりもがんの罹患率が高いことがわかりました。

最も低いグループと最も高いグループを比べると、白血病と甲状腺がんを除いた多くの

がんにおいて、後者のほうが発症率が低くなりました。

とくに顕著だったのは肝臓がんです。また、肺がん、乳がん、前立腺がん、リンパ腫、胆嚢がんなども低下が見られました。

このことから、**血中ビタミンD濃度をある程度高く保っておくことは、がんの予防に意味があると言えそうです**。

ビタミンDを多く含む食品としては、サバ、サケ、マグロなど脂肪の多い魚、牛レバー、ナッツ類などが挙げられます。

しかし、食品で摂るには限界があるため、サプリメントに頼ってもいいでしょう。

ただし、ビタミンDは、水溶性のビタミンCやB群と違い、**脂溶性のため尿から排泄されません**。過剰摂取すると、高カルシウム血症や腎結石を起こしかねないので注意が必要です。

ビタミンDの1日の摂取量の上限は4000（IU）とされているので、50歳まではその10分の1にあたる1日400くらいをメドにするといいでしょう。50歳を超えたら倍の800摂ってもいいと思います。50歳を過ぎると、とくに女性は骨粗しょう症の危険性が増しますが、ビタミンDがあることでカルシウムの吸収がよくなるからです。

こうして
予防・治療
する！

100歳まで生きる方法

# 健康寿命を伸ばす知恵

## 66 糖尿病はまず、医者を選ぶ

### ヘモグロビンA1c値だけ下げても腎症は治らない

糖尿病の診断にヘモグロビンA1cの値が用いられることはご存じでしょう。ヘモグロビンA1cは、ここ1〜2カ月の間の血糖値の推移を知る数値です。ほとんどすべての患者さんと医者は、ヘモグロビンA1c値を下げて血糖コントロールすることがこの病気の治療だと思っています。しかし、この考えは、まったくの間違いです。

糖尿病で重要なのは、とくに腎臓の合併症の進行を防ぎ、絶対に血液透析にならないようにすることです。そのためには合併症の進行度を知る検査こそ最優先されるべきなのに、それをせずヘモグロビンA1cの値を下げることしか考えない医者が多いのがとても心配です。結果的に毎年1万6000人もの糖尿病の人が人工透析になっています。

人工透析は週3回、1回4時間の治療を休まず続ける必要があります。この治療を止めると確実に命を落とします。

現役で働いているビジネスパーソンにとっては仕事が続けられなくなることもあります。国からは身体障害者1級に認定され、（年齢や年収にも条件がありますが）年間500万~600万円かかる医療費がすべて無料になります。それほど重大な事態だということです。

**人工透析を避けるためには尿アルブミン値を調べることが必須で、ヘモグロビンA1c値はまったく役に立ちません。**糖尿病学会も医師会も内科学会も、糖尿病の患者さんには尿アルブミン値の検査をするように強く勧告しています。

ところが、多くの医者（調査では75%）は尿アルブミン値を測定せず、「腎臓については血清クレアチニン値を調べているから大丈夫」と言います。しかし、血清クレアチニン値に異常が出始めたら、そのときには尿アルブミン値は相当悪くなっていて、私の経験では2000を超えます。血清クレアチニンが異常値になると約2年で透析になります。*104

尿アルブミンの正常値は18以下です。腎臓が悪くなってくると上がり、300を超えると腎症のステージ４（糖尿病腎症第3期）で大変危険な状態にあります（詳しくは拙著『糖尿病で死ぬ人、生きる人』をご参照ください）。

10年くらい前まで、糖尿病専門医は尿アルブミン値３００を「ポイントオブノーリターン」という、数年後には血液透析に入らざるを得ない「お手上げの状態」と捉えていました。しかし、今はいい薬があります。降圧薬であるテルミサルタン、カルブロック、アルダクトンＡなどの薬を組み合わせて用いることで、尿アルブミン値が３０００位までの患者さんなら治すことができるようになりました。

左のページに載せたのは私の患者さんのデータです。52歳のこの女性は、尿アルブミン値が２０７１・０もあったのが、1年で28・9にまで下がりました。70歳の男性の例では、２０１３年にある大学病院の教授から「もはや透析だ」と告げられ、慌てて私のところにやってきました。そのときの尿アルブミン値は９８１・０でした。しかし、治療を続けた結果、２０１８年には1・5まで下がっています。当然、透析にはなっていません。

覚えておいてほしいのはヘモグロビンＡ１ｃ値をどんなに下げても腎症は治らないということです。糖尿病腎症を治すには、患者さん自身の「医者を選ぶ意識」がとても大事になってきます。とくに尿アルブミン値が３００を超えたら腎臓内科医にかかるといいでしょう。

## 図5-3 医者の腕次第で透析も回避できる

**尿アルブミン値（正常値は18以下）が300以上になると、**
**もう透析必須が糖尿病専門医の常識だったが……**

### 尿アルブミン値の推移

#### 治療を受けた52歳（女性）の推移

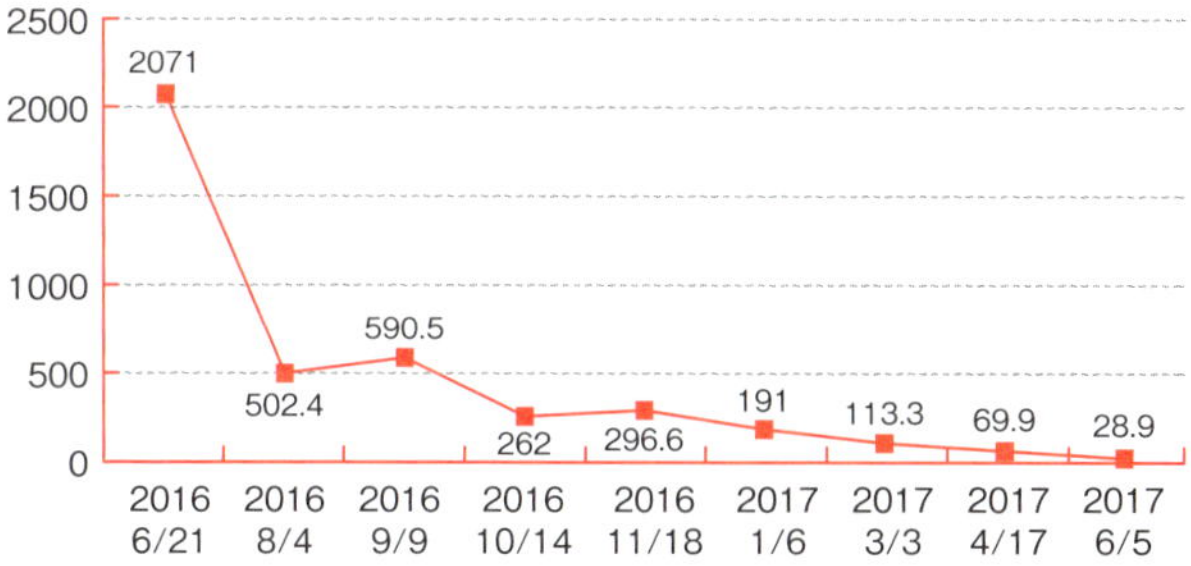


#### 治療を受けた70歳（男性）の推移

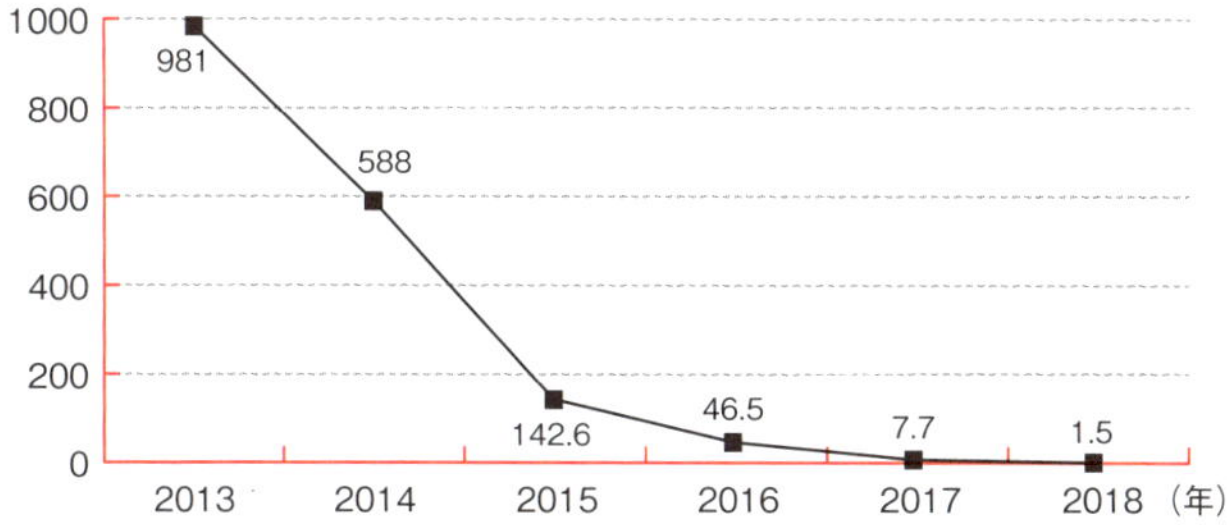


最先端の予防・治療法

## 67 痛風は食事より「体質」が関係する

### 9割が男性、食事の影響は2割しかない

痛風は、尿酸が結晶化して主に足の親指付け根などに溜まり、腫れ上がって激痛を起こす病気です。患者数は圧倒的に男性が多く、女性は1％程度です。女性ホルモンには、腎臓から尿酸の排出を促す働きがあるからです。閉経後の女性は尿酸値が上がる傾向にありますが、それでも痛風にはほとんどなりません。

尿酸値を上げる原因として、ビール、内臓肉やタンパク質など「プリン体」の多い食べ物の摂取が指摘されています。また、野菜や海藻などアルカリ性食品を食べることで一定の改善効果はあります。しかし、**尿酸の8割以上が体内で生成され、食事の影響は2割にも届きません**。もともと尿酸値（基準値7・0以下）が上がりやすい体質があり、食べ物に気をつけても10を超えてしまう人はたくさんいます。ですから、痛風に関しては、食事プラス「治療を受けるかどうか」の判断が必要になります。

# 68 貧血は「鉄鍋」を使った料理が効果あり

## 男性の貧血は特に注意が必要

健康診断の血液検査では、必ず貧血について調べられます。

とくに女性は貧血になりやすく、鉄分の不足がたびたび指摘されます。

一方で、男性にはほとんど貧血は見られません。

ということは、**男性で貧血があった場合、どこかで出血が起きている可能性大です**。たとえば、胃や大腸といった消化器にがんがあれば貧血が起きます。

もちろん、若い女性にも言えることですが、貧血があった場合、まずは受診してその原因を突き止めることが重要です。

その上で、**鉄分を含んだ食材を多めに摂るようにしましょう**。

成人の1日の鉄所要量は10ミリグラムとされています。しかし、閉経前の女性は生理によって貧血になりがちですから、12ミリグラムくらいを目安にしたほうがいいでしょう。

さらに、妊娠後期や授乳期には20ミリグラムの摂取が推奨されます。

第1章でもふれましたが、ほうれん草などの非ヘム鉄よりも、肉類のヘム鉄のほうが吸収率は高くなります。

あるいは、日々の料理に鉄鍋を用いるのも効果的です。時間をかけて煮込むほど、鍋から鉄分が溶け出してきます。トマトなど酸を多く含んだ食材を加えて煮込むと、より溶け出しやすくなります。

ちなみに、アルミの鍋は使わないこと。鉄鍋同様、アルミ鍋で調理をすればアルミニウムが溶け出します。鉄は排出されますが、アルミニウムは体内に留まります。それが脳に蓄積すると、アルツハイマー病の原因になると言われています。

この因果関係を長年研究している東京都神経科学総合研究所の川原正博氏の報告でも、関係があるだろうと述べています。*[105]

## 69 痛くない注射で血糖値を下げる
### 1週間に1回のペン型タイプは救世主となるか

インスリンは優れた薬ですが、上手に使わないと低血糖に陥ることがあります。

しかし今、インスリンではない血糖値をコントロールできる**「トルリシティ」（成分名デュラグルチド）**という薬が出ています。ペンの形をした皮下注射タイプで、お腹や太ももなどに当てて押すだけなので、別名**「アテオス」**という名前がつけられています。私の患者さんは、この薬を絶賛しています。ヘモグロビンＡ１ｃの値がなんと２％近く下がるからです。

１回ごとの使い捨てタイプで、とにかく簡単。

痛みはほとんどなく低血糖の心配がない。

針は内蔵され見えない形になっており恐怖感などはまったくない。

そして、なんと言っても１週間に１回の使用でＯＫなのです。

糖質制限に合わせて、最新の治療をどんどん取り入れていきましょう。

なお、私が糖尿病やコレステロールの画期的な薬（315ページ）を紹介するのは、製薬会社を喜ばせるためではありません。糖尿病や心筋梗塞を簡単に良くする薬が続々と作られて来て、100歳長寿の時代が来ていることをお知らせしたいからです。すべて保険適用が認められている薬です。

## 70 顔のマッサージはシワを増やす

### 美顔器はシワを作る馬鹿げた道具

女性の中には、普段の頑張りへのご褒美の意味も込め、エステに行くのを楽しみにしている人もいることでしょう。

でも、そのお金は「いい食材」に回すことをすすめます。

エステでは、もれなく顔をマッサージしてくれます。つまり擦《こす》ってくれます。それもかなり強く行うところが多いでしょう。

しかし、**擦るという行為は、シワをどんどん増やすことになるのです**。

シワの最大の原因は人類最大の敵AGEです。そして、そのシワを加速させ、あなたを老け顔にするのは、肌を擦ったり動かしたりすることなのです。*106

よく考えてみてください。シワは、顔なら目尻や口の周り（ほうれい線）、額、眉間などよく動かすところにできますね。



最先端の予防・治療法

目尻は笑ったり目を見開いたりするときに、口は喋ったり食べたりするときに動かすためにシワができやすく、額や眉間にシワを寄せるクセがある人は次第に深くなっていきます。

若いうちは、笑ったときに一時的に目尻にシワができてもきれいに戻ります。ところが、年齢を重ねて肌の真皮にAGEが溜まっていくと弾力性が低下します。そこにマッサージを加えれば、真皮の立体構造が崩れて陥没し肌の表面に深いシワが刻まれます。

もちろん、エステティシャンが悪意を持っているとは私も思いません。医学的なことを知らないから善かれと思って逆のことをしてしまっているということでしょう。

美容器具も同様のことが言えます。最近はローラー式の美顔器が流行っています。表情筋の歪みを治し、血流を良くすることでシワをとるというのが謳《うた》い文句のようですが、医学的にそのような事実はありません。それどころか、**擦ることでシワを助長する可能性があります**。

**本当は、洗顔もあまり頻繁に行わないほうがいいのです。**

とはいえ、女性はお化粧をしますから洗顔しないわけにはいきません。それでも、「顔を擦り洗いしてはいけない」ということは知っているので、たっぷり泡立てた洗顔料で優しくなでるように洗っています。

そこまでわかっているのに、その洗顔の後にマッサージしたり、美顔器で肌を動かしたりするのは矛盾もいいところだと思いませんか？

肝に命じてください。とにかくシワを増やしたくないなら絶対に肌を擦らないことです。

# おわりに

かつての情報の少ない時代には、人は病気になれば近所の医院へ行くしかありませんでした。がんなど重大な病気が疑われる場合は、紹介状を書いてもらい大きな病院へ移りましたが、それとて地域の大学病院がせいぜいでした。

つまり、患者さんが医者や医療機関を選ぶことはできなかったのです。

今はずいぶん変わってきました。私のクリニックにも、「本を読んで」「ネットで調べて」「人から聞いて」と、新しい患者さんが予約の電話をかけてきます。遠くから新幹線で通ってくる患者さんもいます。

いい時代になったと思います。

どんな病気であっても、大事なのは患者さんと医療者のマッチング。患者さんの「この医者に診てもらいたい」という希望はかなえられなくてはなりません。

以前は上から目線で患者さんに接することが多かった大病院も変わりつつあります。

アメリカでは「メディカル コンシェルジュ」というサービスが注目を集めています。

そのコンシェルジュは、患者さん個々人の状況を把握し、最適な治療を受けてもらうべく、医者や治療法を紹介しています。

私が長い間やってきたことは、まさにこれです。私は糖尿病の専門医ではありますが、頭の中の半分は糖尿病以外のことを考えています。患者さんにとって最良の糖尿病専門医であると同時に、最良のメディカル コンシェルジュでもありたいと思っているからです。

今回は、読者一人ひとりにそんな私の思いを届けたい一心で本書をまとめました。この本を読んで私のクリニックにきてほしいとかは思っていません。

私たちを脅かす病気の多くは、私たちの生活がつくりだしています。とくに食事が与える影響はとても大きいのですが、それについての正しい知識をなかなか持てずにいる人がほとんどです。

その原因としての私たちの食事を取り囲む諸事情、食品業界の不都合な真実については本文で充分に述べてきたつもりですので、ここで繰り返すことはしません。

しかし、何度でも述べておきたいことがあります。

おかしな危ない食べ物からあなたとあなたの大切な人たちを守れるのは、あなたしかいません。また、何をどう食べるかという「術」によって、体はまったく変わるのです。

あなたが本書を最大限に活用し、真の健康を手にしてくださることを願っています。

## その他の参考文献・資料


『デブリン生化学 原書７版』丸善出版　上代淑人／澁谷正史／井原康夫監訳

『リッピンコットシリーズ イラストレイテッド生化学 原書５版』丸善出版　石崎泰樹／丸山敬監訳

『キャンベル・スミス図解生化学』西村書店　Peter N.Campbell/Anthony D.Smith著　佐藤敬／高垣啓一訳

『イラストレイテッド ハーパー・生化学 原書30版』丸善出版　清水孝雄監訳

『老化生物学』メディカル・サイエンス・インターナショナル　ロジャーB.マクドナルド著　近藤祥司監訳

『からだの生化学 第２版改訂版』タカラバイオ　田川邦夫著

『代謝ガイドブック』技術評論社　霜田幸雄著

『ＣＫＤ診療ガイド 2012』東京医学社　日本腎臓学会編

『Salt Sugar Fat: How the Food Giants Hooked Us』Michael Moss（『フードトラップ』原著）

『Nutrition and Physical Degeneration』Weston A.Price,D.D.S.（『食生活と身体の退化』原著）

『トロント最高の医師が教える世界最新の太らないカラダ』サンマーク出版　ジェイソン・ファン著　多賀谷正子訳

『果糖中毒』ダイヤモンド社　ロバート・H・ラスティグ著　中里京子訳

『食事のせいで、死なないために』（食材別編・病気別編）ＮＨＫ出版　マイケル・グレガー／ジーン・ストーン著　神崎朗子訳

『ダイエットの科学』白揚社　ティム・スペクター著　熊谷玲美訳

『体を壊す10大食品添加物』幻冬舎　渡辺雄二著

『健康食品ノート』岩波書店　瀬川至朗著

『日本の長寿村・短命村』サンロード　近藤正二著

『日本食品成分表 2018七訂』医歯薬出版　医歯薬出版編

『人間ドックの９割は間違い』幻冬舎新書　牧田善二著

（順不同）


なお、本書における栄養素やカロリーの摂取量等のデータは、特別な記載がない場合は厚生労働省の「日本人の食事摂取基準2015年版」から使用しており、日本人成人のデータを使用しております。また本書で紹介する食品の成分量については特別な記載がない場合は「日本食品標準成分表2018」を使用しております。

*83 2017年 国立研究開発法人 医薬基盤・健康・栄養研究所の報告

*84『日本の長寿村・短命村』サンロード　近藤正二著

*85 BMJ 2012;344:e1454

*86 Diabetes Care 2017;40:1685-94

*87 Nature Medicine 2019;25:165-75

*88 Am J Clin Nutr 2017;106:162-67

*89 Aging Clin Exp Res 2009;21:182-190

*90 J Am Geriatr Soc 2009;57:1874-80

*91 J Gerontol A Biol Sci Med Sci 2007;72:427-33

*92 Am J Clin Nutr 2007;85:1236-43

*93 Diabet Med 2013;30:1487-94

*94 Diabetes Care 2017;40:1695-1702

*95 Obes Res Clin Pract 2014;8:e249-e257

*96 Am J Clin Nutr 2017 105:1351-61

*97 Diabetes Care 2015;38:1820-6

*98 Lancet 2017;390:1962-71

*99 AHA/ACC 2018 Cholesterol Clinical Practice Guidelines

*100 N Engl J Med 2017, 377:1119-31

*101 Human Psychopharmacol. 2002,17:267-77

*102 N Engl J Med 2006;354:795-808

*103 BMJ 2018;360:k671

*104 日本腎臓学会編『ＣＫＤ診療ガイド2012』東京医学社 32

*105 Bull. Inst. Public. Health, 42(4) :1993 520（アルツハイマー病の危険因子としてのアルミニウム）

*106『スキンケアを科学する』南江堂　今山修平編

*55 『デブリン生化学』451

*56 Sci Transl Med. 2017 Jun 14;9(394).

*57 J Nutr.2017 May;147(5):841-849

*58 Jan J Cancer Res 1993; 84:594-600

*59 J Nutr. 2017 May;147(5):841-849

*60 日本食品保蔵科学会誌1997;23:35-40。農畜産業振興機構「月報 野菜情報」2008（11）『野菜の旬と栄養価～旬を知り、豊かな食卓を～』

*61 『タネが危ない』日本経済新聞出版社　野口勲著

*62 N Engl J Med 2014;371:601-11

*63 BMJ 2018;360:k671

*64 Diabet Med 1998;15:730-8

*65 「Organic Valley European-Style Cultured Butter」（オーガニックバレー社ヨーロピアンスタイル発酵バター）

*66 J Natl Cancer Inst 2003;95:906-13

*67 PLOS Med 2015;12(9):e1001878

*68 日本醸造協会誌1990,85,518-24

*69 N Engl J Med 2013;369:2001-11

*70 N Engl J Med 2018;378:e34

*71 Archives of Internal Med 2010;170:821-27

*72 J Clin Oncol 2018;36:1112

*73 N Engl J Med 2013;368;1279-90 ただしプロトコル逸脱が指摘され2018年に再び検証がなされる（N Engl J Med 2018;378:e34）

*74 栄養学雑誌1993;51;251-8

*75 Am J Clin Nutr 2017;105:842

*76 Euro J Clin Nutr 1992;46:161-6

*77 Am J Clin Nutr 2017;105:842

*78 栄養学雑誌1993;51;251-8

*79 JAMA Intern Med 2018;178:1086-97

*80 Endocrine Journal 2009,56(3),459-468

*81 Lancet 2018; 39:1513

*82 Lancet 2015;386:2145-91

*26『キャンベルスミス図解生化学』204

*27『美味礼讃―味覚の生理学』創元社　ブリア・サヴァラン著　関根秀雄訳

*28『デブリン生化学』1077

*29『デブリン生化学』1078

*30 Lancet 2017;390:2050-62

*31『デブリン生化学』1086

*32 FDA：Code of Federal Regulations-Title 21-Food and Drugs,U.S Food and Drug Administration(2016)Maryland

*33 Euro Heart J 2013;34:1225-32

*34『デブリン生化学』449

*35『代謝ガイドブック』技術評論社　霜田幸雄著135

*36 AHA/ACC 2018 Cholesterol Clinical Practice Guidelines

*37 Lancet 2017;5:774

*38 日本腎臓学会編『エビデンスに基づくCKD診療ガイドライン2018』東京医学社

*39 日本腎臓学会編『ＣＫＤ診療ガイド2012』東京医学社 53

*40『Brenner and Rector's The Kidney Sixth Edition』Saunders company 660

*41 日本透析医学会「2017年末の慢性透析患者に関する集計」

*42 United States Renal Data System「Prevalence of dialysis per million population,by country,2015」

*43 N Engl J Med 1982;307:652-59

*44『Brenner and Rector's The Kidney Sixth Edition』Saunders company 660

*45 日本腎臓学会編『ＣＫＤ診療ガイド2012』東京医学社 53

*46『デブリン生化学』454

*47 Euro J Clin Nutr 2002;56:S42-52

*48 BMJ 2018;360:k322

*49『Epigenetics of Aging and Longevity』Academic Press 2018

*50 Aging 2017;9:419

*51 Asia Pac J Clin Nutr 2011;20:603-12

*52『日本の長寿村・短命村』サンロード　近藤正二著

*53 Diabetes Care 2017;40:1695-1702

*54 Br J Cancer 2004;90:128-34

# 出典


*1 N Engl J Med 1991;325:836-42
Science 1992;258:651-53
Lancet 1994;343:1519-22

*2～4『フードトラップ』日経ＢＰ　マイケル・モス著　本間徳子訳　原題『Salt Sugar Fat: How the Food Giants Hooked Us』

*5『ヒトはなぜ太るのか？』メディカルトリビューン　ゲーリー・トーベス著　太田喜義訳　原題『Why We Get Fat: And What to Do About It』

*6 N Engl J Med 2011;364:2392-404

*7 日本農業新聞2018年３月15日付ニュース配信

*8 Journal Data Filtered By:Selected JCR Year:2017 Selected Editions

*9『食生活と身体の退化』恒志会　W.A.プライス著　片山恒夫訳　原題『Nutrition and Physical Degeneration』

*10 Pottenger's CATS A STUDY IN NUTRITION　Francis M.Pottenger,Jr.,MD

*11『人体600万年史（上・下）』早川書房　ダニエル・E・リーバーマン著　塩原通緒 原題『The Story of the Human Body』

*12『日本食品成分表2018七訂』医歯薬出版　医歯薬出版編

*13 日本コカ・コーラ株式会社のホームページより

*14 Aging 2017;9:419

*15 Nutr Cancer 2005;53:65-72

*16 J Natl Cancer Inst 2004;96:1015-22

*17 Diabet Med 1998;15:730-8

*18 日医ニュース平成24年2月20日号

*19 独立行政法人　国民生活センター平成29年8月3日付報道発表資料

*20 Ann Rheum Dis. 2017;76:1862-69

*21 FDA：Code of Federal Regulations-Title 21-Food and Drugs,U.S Food and Drug Administration(2016)Maryland

*22『デブリン生化学』869

*23 N Engl J Med 2008;359:229-41

*24 N Engl J Med 2008;359:229-41

*25 Euro J Clin Nutr 1992;46:161

[著者]
**牧田善二**（まきた・ぜんじ）
AGE牧田クリニック院長。糖尿病専門医。医学博士。
1979年、北海道大学医学部卒業。ニューヨークのロックフェラー大学医生化学講座などで、糖尿病合併症の原因として注目されているAGEの研究を約5年間行う。この間、血中AGEの測定法を世界で初めて開発し、『The New England Journal of Medicine』『Science』『THE LANCET』等のトップジャーナルにAGEに関する論文を第一著者として発表。1996年より北海道大学医学部講師。2000年より久留米大学医学部教授。2003年より、糖尿病をはじめとする生活習慣病、肥満治療のための「AGE牧田クリニック」を東京・銀座で開業し、延べ20万人以上の患者を診ている。
著書に『医者が教える食事術　最強の教科書』『糖質オフのやせる作りおき』『糖質オフ！でやせるレシピ』『糖尿病専門医にまかせなさい』『糖尿病で死ぬ人、生きる人』『日本人の9割が誤解している糖質制限』『老けたくないなら「AGE」を減らしなさい』『人間ドックの9割は間違い』ほか、多数。

**医者が教える食事術2　実践バイブル**
――20万人を診てわかった医学的に正しい食べ方70

2019年8月7日　第1刷発行

著　者――牧田善二
発行所――ダイヤモンド社
〒150-8409　東京都渋谷区神宮前6-12-17
http://www.diamond.co.jp/
電話／03･5778･7232（編集）　03･5778･7240（販売）
装丁――――井上新八
本文デザイン―二ノ宮 匡(ニクスインク)
編集協力――中村富美枝
校正――――円水社
製作進行――ダイヤモンド・グラフィック社
印刷――――勇進印刷(本文)・加藤文明社(カバー)
製本――――ブックアート
編集担当――鈴木 豪・市川有人


ISBN 978-4-478-10673-0